세포 소용돌이

최인호

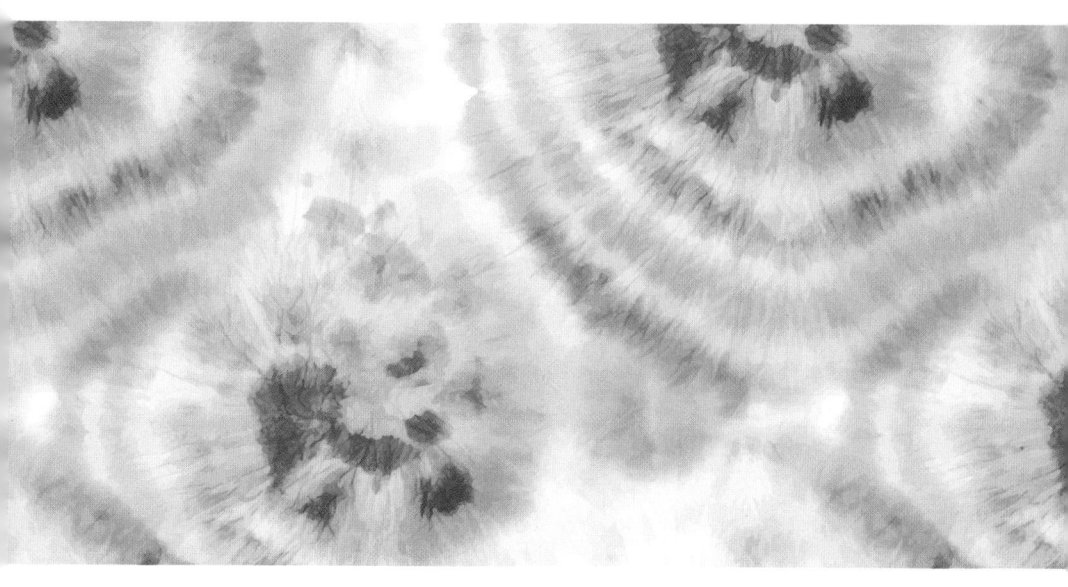

세포 소용돌이

최인호

세포 소용돌이를 출간하며

《세포 소용돌이》는 2021년 2월에 출간한 《세포의 중심》의 보정판이다. 따라서 '세포의 중심의 보정판'으로 출간해야겠지만, 부득이 제목을 '세포 소용돌이'로 교체해 새로운 책의 형식으로 발간하게 되었다.

제목을 교체한 가장 중요한 이유는 유튜브 Only Sir TV에서 소공자 선생님의 싸이 파워 강의를 듣고 중심의 원리에 대해 더 깊은 이해를 얻었기 때문이다. 조만간 소공자 선생님의 강의는 지구촌을 근원적으로 변화시킬 것이다.

책 제목을 교체했으므로 '들어가는 글'도 교체하는 것이 상식이지만 약간만 수정하여 그대로 사용하기로 했다. 독자님들께서 넓은 마음으로 혜량해 주기를 바란다.

들어가는 글

　2015년 말에서 2016년 초에 이르기까지의 대한민국 정치의 혼란 상황을 보면서, 국가가 반듯하지 않으면 국가적인 혼란이 발생한다는 것을 알게 되었다. 이에 수레바퀴 헌법을 고안하며 국가를 반듯하게 만드는 방법에 대해 깊이 고민하기 시작했다.

　2016년 가을, 관웅스님을 만나 새벽 명상과 태백권 수련을 시작했다. 새벽 명상은 내면에서 자신의 몸을 관찰하며 찌그러진 몸을 반듯하게 펴는 수련이고, 태백권은 소용돌이 원리로 신체를 유기적 일체로 운용하는 수련이다. 수련을 시작하면서 자연히 소용돌이 원리를 조금 더 깊이 이해하게 되었다.

　그러던 중 2017년 11월 중순부터 갑자기 두 개의 성대 중 오른쪽 성대가 마비되어 말을 하지 못하게 되었다. 대학병원에서 온갖 검사를 해도 그 원인을 찾지 못하다가, 100여 일이 지난 후에야 헤르페스바이러스가 오른쪽 후두신경으로 침투하여 신경조직이 마비된

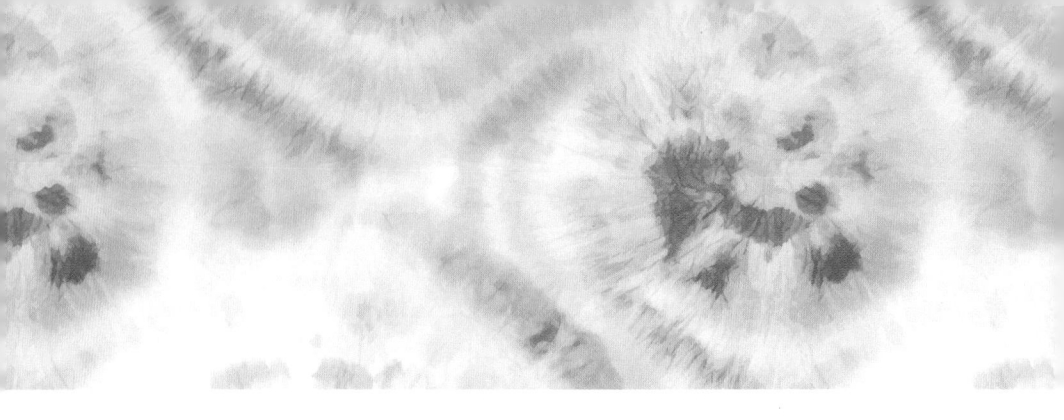

것을 알게 되었다. 그 후, 약 50일 정도 항바이러스제를 복용하다가 건강을 완전히 잃었다. 모든 것을 포기하는 단계에 이르렀을 때, 미네랄톡톡을 먹고 단 7시간 만에 완치되는 기적을 체험했다.

미네랄톡톡은 강성철 박사님이 15년에 걸친 연구 끝에 개발한 미네랄 원소들의 결정체다. 그 후 어떤 원리로 미네랄톡톡이 헤르페스바이러스를 제거했는지를 탐구하는 과정에서 미네랄밸런스, 세포의 중심, 세포 소용돌이와 연관성이 있다는 것을 이해하게 되었다.

그 이해를 바탕으로 2019년 우주의 중심, 몸의 중심, 국가의 중심을 한 권의 책으로 엮었는데, 그것이 《중심의 비밀》이다. 당시 세포의 중심은 도저히 표현할 방법을 찾지 못해, 몸의 중심의 일부분으로 기술할 수밖에 없었다. 몸의 중심도 지금 다시 읽으면 얼굴이 화끈할 정도로 당시 중심에 대한 필자의 이해는 부족했다.

다시 2020년 초에 《질병의 뿌리》라는 제목으로 세포의 중심을 본

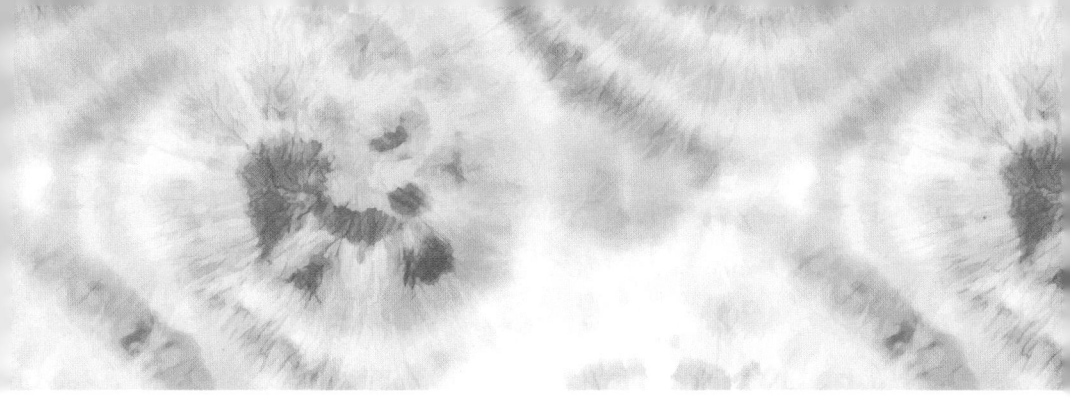

격적으로 다룬 얇은 책을 출간했지만, 아직도 이해가 부족한 탓에 세포의 작동원리를 명확하게 표현하지 못했고, 전체적으로도 어수선하기 그지없었다. 하지만 책이 얇으니 쓰는 필자나 읽는 독자나, 모두 편안함을 느낄 수 있었다.

그래서 국가를 반듯하게 만드는 방법에 대해 《정당은 바이러스다》라는 제목으로 비슷한 분량의 원고를 집필하면서, 마침내 소용돌이 원리를 이해하게 되었다. 소용돌이 원리의 핵심은,

첫째, 각각의 차원마다 소용돌이 원리가 작동하는 조건이 다르고,
둘째, 어느 차원이든 소용돌이 원리로 작동하면, 그 차원의 모든 문제는 사라진다는 것이다.

그러므로 국민을 중심으로 국가를 반듯하게 만듦으로써 국가가 소용돌이 원리로 작동하면, 국가 차원의 모든 문제는 사라지고,

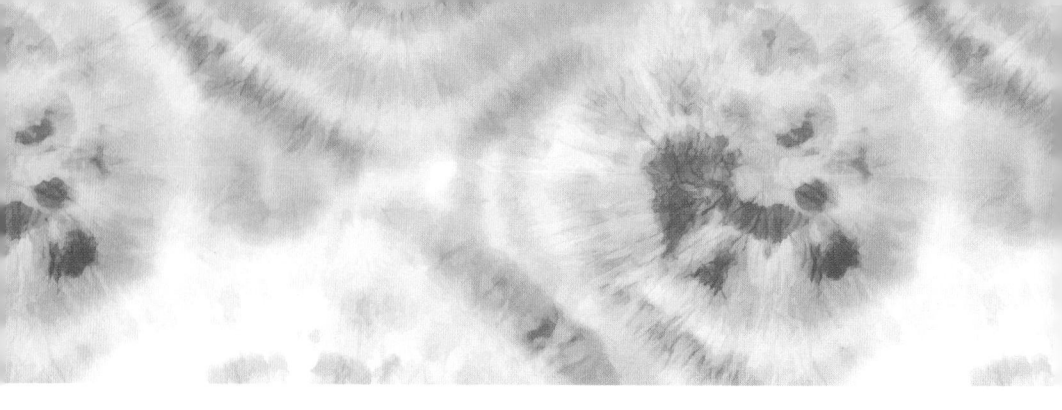

　단전을 중심으로 몸을 반듯하게 만듦으로써 몸이 소용돌이 원리로 작동하면, 몸 차원의 모든 문제는 사라지며,
　세포핵을 중심으로 세포를 반듯하게 만듦으로써 세포가 소용돌이 원리로 작동하면, 세포 차원의 모든 문제가 사라진다.

　지금 인류는 존망의 갈림길에 서 있다. 이번 위기를 극복하지 못하면 인류라는 종족은 영원히 사라질지도 모른다. 지금의 위기는 인류가 소용돌이 원리를 이해하지 못했기에 비롯되었다. 따라서 지금의 위기를 벗어나려면, 인류가 소용돌이 원리를 이해하고, 모든 차원을 소용돌이 원리로 작동시켜야만 한다.
　특히 인간이 관리하는 영역인 국가, 몸, 세포 차원은 반드시 소용돌이 원리로 작동해야만 한다. 왜냐하면, 그중 하나의 차원이라도 소용돌이 원리로 작동하지 않으면, 그 차원에서는 수많은 문제가 발생하고, 그 차원에서 발생한 문제는 전 지구적인 문제로 비화하

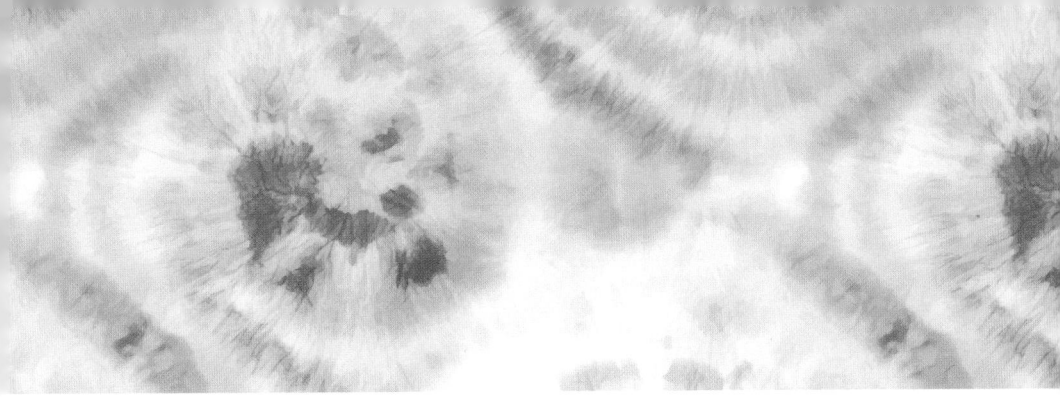

여 전 인류의 생존을 위협하기 때문이다.

　세포 소용돌이는 정말 중요하다. 세포 차원은 몸 차원과 국가 차원의 근간으로서, 인간의 4가지 고통이라는 생로병사(生老病死)와 직결되는 영역이기 때문이다.
　이 책에는 세포가 소용돌이 원리로 작동하는 조건이 기술되어 있다. 이 조건을 충족하여 세포가 소용돌이 원리로 작동하면, 인간의 근원적인 고통이라는 질병의 상당 부분이 해결되고, 전 세계를 강타한 코로나19바이러스 사태도 종식된다.

　세포와 몸이 완벽한 소용돌이 원리로 작동하면, 육체, 마음, 감각, 감정, 느낌 등 인간을 구성하는 모든 요소가 조화와 균형을 이루게 되므로 진리의 승리자가 된다. 진리의 승리자는 자기 자신을 앎으로써 자기 자신을 정복한 사람을 의미한다.

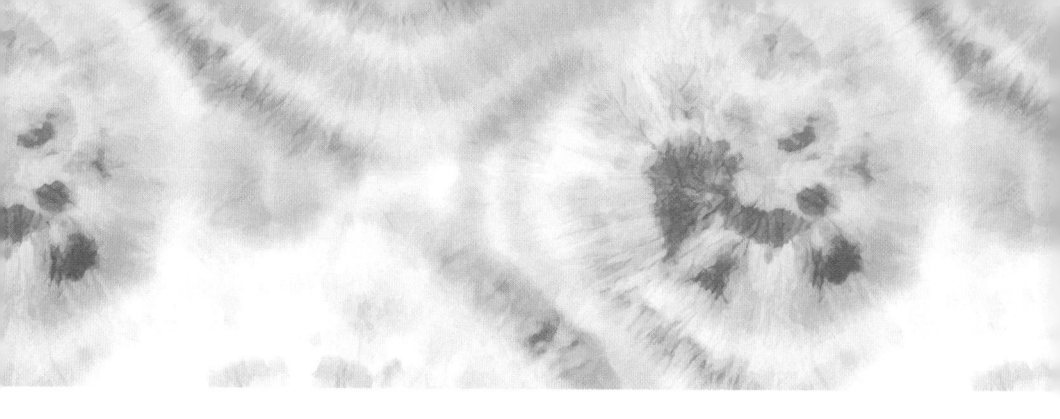

필자는 진리의 승리자가 된 두 분 스승님의 가르침을 받았다. 관웅스님은 고도의 수련을 통해 완벽한 몸 소용돌이를 창조함으로써 완벽한 세포 소용돌이까지 완성한 분이시고, 강성철 박사님은 완벽한 세포 소용돌이를 창조함으로써 몸 소용돌이까지 완성하신 분이시다. 필자는 관웅스님으로부터 몸 소용돌이의 원리를 지도받았고, 강성철 박사님으로부터 세포 소용돌이의 원리를 배웠다. 이에 두 분 스승님께 다시 한번 감사를 드린다.

두 분 스승님뿐만 아니라 지구촌에서 함께 살아가는 모든 사람이 한날한시에 진리의 승리자로 등극하기를 기원한다.

2021. 12. 1.
우면산 옆에서 재원 최인호

―――― 차례 ――――

세포 소용돌이를 출간하며 • 04
들어가는 글 • 05

CHAPTER 1.
세포는 소용돌이다 • 14

CHAPTER 2.
세포핵의 구심력 • 18

CHAPTER 3.
세포의 미네랄밸런스 • 22

CHAPTER 4.
세포가 소용돌이 원리로 작동하면 • 29

CHAPTER 5.
세포의 탄생과 진화 • 36

CHAPTER 6.
혈액의 미네랄밸런스 • 45

CHAPTER 7.
미네랄 원소들의 결정체 • 50

CHAPTER 8.
미네랄톡톡: 팬데믹(pandemic)의 종식 • 62

부록
실험기록&검진결과 • 78

참고서적 • 91

CHAPTER 1.
세포는 소용돌이다

　세포는 몸을 구성하는 기본 단위 조직이다. 성인의 몸은 평균 60조에서 100조 개 정도의 세포로 이루어져 있다. 각각의 세포는 몸과는 독립적·독자적으로 존재하는 또 하나의 완전한 생명체다.

　세포는 몸의 축소판으로서 신체 모든 부분에 상응하는 모든 것을 똑같이 갖추고, 똑같은 방식으로 작동한다. 따라서 모든 세포는 몸과 마음과 영혼이 있고, 산소를 호흡하며, 영양성분을 섭취하고, 소화하며, 배설한다.

　몸은 전체 세포들의 총합이다. 그러므로 모든 세포의 활력 총합이 몸의 활력이고, 행복 총합이 몸의 행복이다. 생각 총합이 몸의 생각이고, 느낌 총합이 몸의 느낌이다. 고통 총합이 몸의 고통이고, 걱정 총합이 몸의 걱정이다. 또한, 모든 세포의 힘 총합이 몸의 힘이고, 모든 세포의 면역력 총합으로 몸은 질병을 이겨낸다.

　모든 생명체는 〈그림 1〉과 같이 소용돌이 형태로 존재한다. 은하계, 태양계, 지구, 태풍, 영양, 물소, 사람, 소라, 조개, 호흡기, 순환기, 척추, 단백질, 탄수화물, DNA 분자, 원자, 소립자 등 우주의 모든 생명체는 소용돌이 형태이다. 어떤 생명체가 소용돌이 형태이면 소용돌이 원리로 작동하고, 소용돌이 원리로 작동하면 소용돌이 형태를 지니게 된다. 그러므로 모든 생명체가 소용돌이 형태인 것은, 모든 생명체가 소용돌이 원리로 작동하기 때문이다.

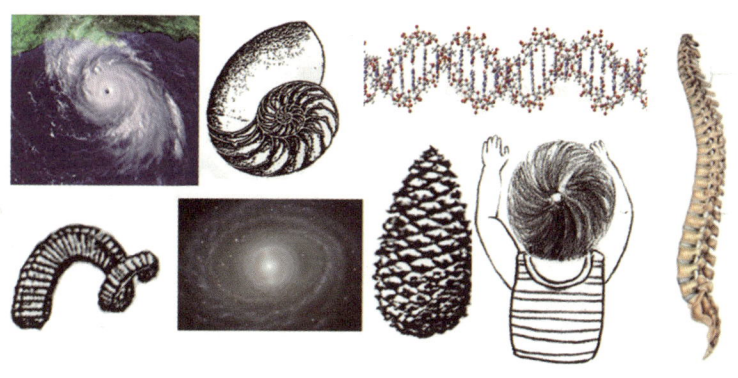

▲ 그림 1. 소용돌이 형태로 존재하는 다양한 생명체들

 독자적이고 독립적인 하나의 생명체로 존재하려면, 반드시 소용돌이 형태로 존재하고 소용돌이 원리로 작동해야 한다. 만일 어떤 생명체가 소용돌이 형태로 존재하지 않으면, 소용돌이 원리가 작동할 수 없다. 따라서 그 생명체를 구성하는 모든 요소가 흩어지며 사라지므로 독자적이고 독립적인 생명체로 존재할 수 없다. 그러므로 세포도 독자적이고 독립적인 생명체로 존재하려면, 반드시 소용돌이 형태로 존재하고 소용돌이 원리로 작동해야만 한다.

모든 생명체가 소용돌이 원리로 작동하는 것은 소용돌이 원리가 우주의 모든 것에 적용되는 우주 근본 법칙이기 때문이다. 소용돌이 원리가 존재하지 않으면 지금의 우주도, 모든 생명체도 존재할 수 없다. 거대한 은하계에서 미세한 모래 한 알, 더 미세한 원소, 더욱더 미세한 에너지의 흐름에 이르기까지 우주의 모든 것은 우주 근본 법칙인 소용돌이 원리로 작동하고 있다.

소용돌이 원리는 존재의 원리이자 변화의 원리다. 소용돌이 원리에 의해 생명체를 구성하는 모든 것은 독자적이고 독립적인 시스템으로 조화를 이루어 완벽한 하나의 생명체로 존재하고 변화한다. 그러므로 세포도 독자적이고 독립적인 생명체로 존재하고 변화하려면 반드시 소용돌이 원리로 작동해야만 한다.

또한, 소용돌이 원리는 생명체를 깨끗하게 정화하고 건강하게 만드는 시스템이다. 어떤 생명체가 소용돌이 원리로 작동하면, 그 생명체 내부에 존재하는 비생명적인 요소들은 분해되어 생명체를 구성하는 요소로 바뀌거나 생명체 외부로 쫓겨나고, 그 자리를 생명적인 요소들로 채우므로 생명체는 건강해진다.

이런 방식으로 지구는 태풍이라는 소용돌이로 대기와 바다와 대지의 오염물질을 제거한다. 그러므로 세포도 세포 내부에 존재하는 세균·바이러스·암세포·염증 등의 비생명적인 요소들을 분해하거나 축출하는 방식으로 정화하려면, 소용돌이 원리로 작동해야만 한다.

소용돌이 원리는 모든 생명체가 우주의 생명 에너지를 공급받는 원리다. 소용돌이 형태인 모든 생명체는 잠자는 동안 소용돌이의 정점을 통해 우주로부터 생명 에너지를 공급받는데, 그것이 인간을 비롯한 모든 생명체가 잠드는 이유다. 그러므로 세포도 우주로부터 생명 에너지를 공급받으려면 소용돌이 원리로 존재해야만 한다.

 소용돌이 원리는 우주에서 가장 효율적인 시스템이다. 만일 이보다 더 효율적인 시스템이 존재했다면 우주는 그런 시스템으로 진화했을 것이고, 그런 시스템으로 진화한 우주는 지금의 우주와는 완전히 다른 모습을 지녔을 것이다.

 따라서 어떤 생명체가 가장 효율적으로 존재하려면 반드시 소용돌이 원리로 작동해야만 한다. 만일 어떤 생명체가 소용돌이 원리로 작동하지 않으면, 비효율적이므로 시간이 지날수록 그 생명체를 구성하는 모든 요소는 흩어지며 사라지게 된다. 그러므로 세포도 하나의 생명체로서 가장 효율적으로 오랜 시간 동안 존재하려면 반드시 소용돌이 원리로 작동해야만 한다.

CHAPTER 2.
세포핵의 구심력

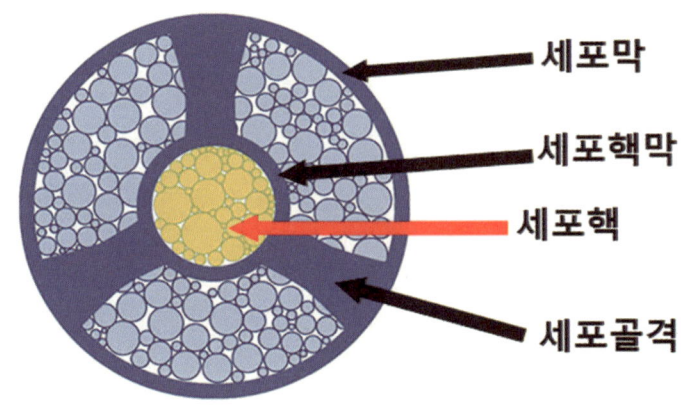

▲ 그림 2. 세포의 구조

 세포는 〈그림 2〉처럼 세포의 한가운데에 "세포핵"이 있고, 세포핵은 '세포핵막'으로 싸여 있다. 세포핵막으로부터 사방으로 '세포골격'이 펼쳐지고, 세포골격의 끝부분을 '세포막'이 감싸고 있으며, 세포 전체에 각종 원소들이 존재하는 구조이다.
 세포핵은 세포가 소용돌이 원리로 작동하는 에너지의 원천이다.

세포골격은 단백질로 만들어져 세포핵막과 세포막을 연결하고, 그 밖의 세포 기관들을 잡아주며, 비닐 끈과 유사하여 세포핵과 세포막 사이의 간격을 잡아줌으로써 세포의 형태를 유지한다. 세포막은 세포 전체를 감싸고 보호하는 얇은 막이고, 세포핵막은 세포핵을 감싸고 보호하는 얇은 막이다.

모든 생명체가 소용돌이 원리로 작동하는 것은 그 '중심(Core, 핵)'이 존재하기 때문이다. 원소는 원자핵, 몸은 단전, 태풍은 태풍의 눈(핵), 지구는 지구의 핵, 은하계는 블랙홀이라는 중심(핵)이 존재한다. 세포 또한 우주의 창조물이므로 태어날 때부터 세포의 중심인 세포핵을 지니고 태어난다.

중심(핵)이 존재하면 소용돌이 원리로 작동하는 것은, 중심(핵)으로부터 구심력(求心力)이 발현하기 때문이다. 구심력은 중심(핵)이 끌어당기는 힘으로써 중심을 유지하려는 힘이고, 원심력(遠心力)은 주변이 바깥으로 뻗어 나가려는 힘이다. 모든 생명체에는 구심력과 원심력이 동시에 존재한다.

생명체가 소용돌이 원리로 작동하려면, 중심(핵)의 구심력이 주변의 원심력보다 훨씬 강해야 한다. 적어도 구심력과 원심력의 비율이 7:3 또는 그 이상으로 구심력이 강해야 하고 만일 구심력과 원심력이 비슷하거나 그보다 약하면 그 생명체는 흩어지며 사라지게 된다. 구심력이 클수록 중심(핵)은 커지고, 소용돌이의 반경은 넓어진다.

세포 또한 소용돌이 원리로 작동하려면, 세포의 구심력이 원심력보다 훨씬 강해야 한다. 구심력이 강할수록 소용돌이 원리에 의해 세포의 모든 요소가 하나로 통합되므로 세포는 건강해진다. 그러나 세포의 구심력과 원심력이 비슷하거나, 원심력이 더 강하면 세포는 흩어지며 사라지게 된다.

그러므로 세포핵이 존재한다고 해서 언제나 세포가 소용돌이 원리로 작동하는 것은 아니다. 그것은 인간이 세포를 관리하기 때문이다. 세포는, 인간이 세포를 잘 관리하여 세포핵의 구심력이 강하면 소용돌이 원리로 작동하지만, 잘못 관리하여 세포핵의 구심력이 약하면 소용돌이 원리로 작동할 수 없다.

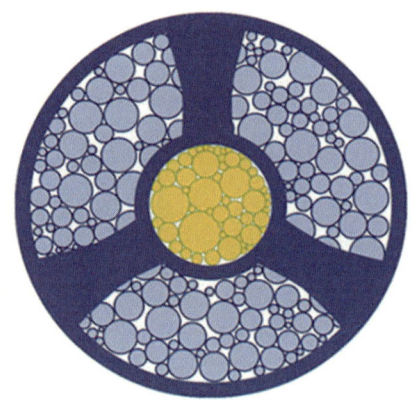

▲ 그림 3. 소용돌이 형태로 펼쳐진 세포

세포핵의 구심력이 강하려면, 〈그림 3〉처럼 무겁고 강한 에너지를 지닌 원소들은 세포핵에 자리 잡고, 그보다 가볍고 약한 에너지를 지닌 원소들은 세포핵 이외의 부분에 자리 잡아야 한다.

다양한 종류의 수많은 원소가 세포에 존재하면, 소용돌이 원리에 의해 무겁고 강한 에너지를 지닌 원소들은 세포의 중심인 세포핵으로 빨려 들어가 〈그림 3〉의 노란색으로 표현된 세포핵을 구성하고, 나머지 가볍고 약한 원소들은 푸른색으로 표현된 세포의 나머지 부분에 존재하게 된다. 이는 달걀의 노른자(세포핵)는 강한 에너지를 지닌 원소들로 구성되고, 그 외의 원소들은 흰자를 구성하는 것과 지구의 핵이 가장 무겁고 강한 원소인 철(Fe), 니켈(Ni), 금(Au) 등으로 이루어진 것으로 보아도 알 수 있다.

　여기서 세포와 원소들 사이의 관계에 대해 조금 더 깊이 들어가 보자.

CHAPTER 3.
세포의 미네랄밸런스

 세포는 수많은 원소로 이루어진다. 그러므로 세포를 구성하는 하나하나의 원소들은 '세포의 세포'들이다. 몸이 수많은 세포로 이루어지듯이, 세포는 원소라는 수많은 세포의 세포로 이루어진다.
 원소의 종류는 130여 가지이고, 그중 수소·산소·탄소·질소를 제외한 나머지 모든 원소를 미네랄 원소라고 한다. 따라서 미네랄 원소의 종류는 120여 가지가 넘고, 그중 인위적으로 만들어진 20여 가지를 제외하면 100여 종류의 자연적인 미네랄 원소가 존재한다.
 미네랄 원소는 세포를 구성하는 기본적인 재료이자, 비타민과 호르몬, 각종 체액 등 몸을 구성하는 물질을 만들어내는 원료이다. 그러므로 미네랄 원소가 존재하지 않으면 세포도 몸도 존재할 수 없다.

 세포를 구성하는 미네랄 원소들은 주로 이온 형태로 존재한다. 대부분의 미네랄 원소는 세포 속에서 서로 엉킨 분자 형태가 아닌 원소 형태로 각자 독자적이고 독립적으로 존재한다. 그렇다고 미네랄 원소들이 제멋대로 존재하는 것은 아니다. 모든 미네랄 원소는 각자 자신의 자리를 지키며 유기적으로 연결되어 있다.

각각의 미네랄 원소는 그 종류에 따라 세포 안에서 서로 다른 기능을 수행한다. 칼슘(Ca), 칼륨(K), 마그네슘(Mg), 나트륨(Na), 금(Au) 등의 미네랄 원소는 저마다 다른 역할을 수행하는 것이다. 그것은 각각의 세포가 몸에서 서로 다른 역할을 담당하는 것과 같다.

세포는 어떤 기능을 수행할 때마다 그 기능을 보유한 미네랄 원소를 사용한다. 예컨대 백혈구 세포가 세균이나 암세포를 죽일 때는 나트륨을 사용하고, 심장 세포가 수축할 때는 칼슘을 사용하고 팽창할 때는 마그네슘을 사용하며, 간세포가 알코올을 해독하거나 신장 세포가 요산을 분해할 때는 산소와 함께 여러 가지 미네랄 원소를 복합적으로 사용한다. 이처럼 세포가 어떤 기능을 발휘하려면 반드시 미네랄 원소를 사용해야만 한다.

그러므로 미네랄 원소의 기능이 세포의 기능이다. 그것은 세포의 기능이 몸의 기능인 것과 같다.

고도로 진화한 인간의 세포들은 수많은 기능을 수행하고, 다양한 느낌·생각·감정을 느끼고 전달하고 표현한다. 그리고 그때마다 반드시 그에 맞는 미네랄 원소를 사용해야만 한다.

그러므로 고도의 생명체인 인간의 몸에는 거의 모든 미네랄 원소가 있어야 한다. 그중 80여 종류 이상은 일상생활을 영위하려면 반드시 있어야만 하는 필수 미네랄 원소들이다. 만일 필수 미네랄 원소가 부족하면 몸은 일상적인 기능을 수행하는 데 어려움을 느끼게 되는 동시에 각종 질병이 발생하게 된다.

 세포는 어떤 기능을 수행할 때마다 그 기능을 보유한 미네랄 원소를 사용하고, 그 기능을 제공한 미네랄 원소는 보유하고 있는 고유의 에너지를 소진한다. 그러면 세포는 혈액을 통해 에너지를 소진한 미네랄 원소를 세포 외부로 내보내고, 에너지를 지닌 새로운 미네랄 원소를 세포 외부로부터 받아들인다.
 예를 들어, 신장 세포가 미네랄 원소를 사용하여 요산을 요소수로 변화시키면, 그 과정에서 사용된 미네랄 원소는 보유한 에너지를 소진하므로 그 기능을 상실하게 된다. 그러면 신장 세포는 기능을 상실한 미네랄 원소를 혈액을 통해 세포 외부로 내보내고, 혈액으로부터 에너지를 지닌 새로운 미네랄 원소를 받아들인다. 세포 외부로 배출된 미네랄 원소는 자연의 순환과정을 통해 다시 에너지를 충전한 후 혈액을 통해 세포로 흡수되어 생명 활동에 관여하게 된다.

 현존하는 거의 모든 종류의 미네랄 원소는 세포라는 하나의 용기 속에서 〈그림 4〉와 같이 하나의 은하계를 구성하는 수많은 별처럼 소용돌이 원리에 따라 서로 조화와 균형을 유지하며 존재한다. 세포라는 은하계 속에서 수천억에서 수천조 개에 달하는 미네랄 원소들이 밤하늘에 빛나는 별처럼 조화롭게 자기 자리를 지키며 돌고 도는 것이다.

은하계에서 태양이 있어야 할 자리에는 태양이 존재해야 한다. 만일 태양이 있어야 할 자리에 태양이 없거나 다른 별이 그 자리를 차지하고 있으면 은하계는 혼란에 빠지며 그 기능을 상실한다. 마찬가지로 각각의 미네랄 원소는 세포 안에서 자신의 자리를 지키며 소용돌이 원리에 따라 돌고 돌아야만 한다. 만일 특정 미네랄 원소가 있어야 할 자리에 그 미네랄 원소가 존재하지 않거나, 다른 원소나 물질이 그 자리를 차지하면, 세포는 혼란에 빠지며 그 기능을 상실하게 된다.

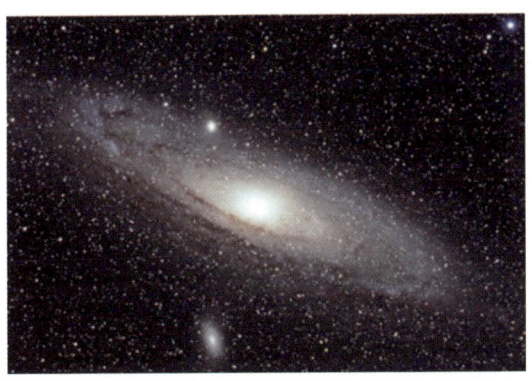

▲ 그림 4. 수많은 별이 밸런스를 이루며 소용돌이 형태로 존재하는 은하계

은하계를 구성하는 다양한 종류의 수많은 별이 자기 자리를 지키며 존재할 때, 은하계는 활짝 펼쳐지고, 그 중심인 블랙홀의 구심력은 강해진다. 그러면 은하계는 소용돌이 원리로 작동하므로, 그 기능을 완벽히 발휘하게 된다.

마찬가지로 세포를 구성하는 다양한 종류의 수많은 미네랄 원소가 자기 자리를 지키면, 세포 내부는 미네랄 원소들로 가득하게 되므로 세포핵의 구심력은 강해지고, 세포의 형태는 〈그림 3〉처럼 대칭형으로 활짝 펼쳐진다. 그러면 세포는 소용돌이 원리로 작동하여 그 기능을 완벽히 발휘할 수 있다.

그러나 은하계를 구성하는 별들이 자기 자리를 지키지 못하면, 은하계는 찌그러지고, 블랙홀의 구심력은 약해진다. 따라서 은하계는 소용돌이 원리로 작동할 수 없으므로, 흩어지며 사라지게 된다.
마찬가지로 세포를 구성하는 미네랄 원소들이 자기 자리를 지키지 못하면, 세포는 〈그림 5〉처럼 대칭성을 잃고 찌그러지므로 세포핵의 구심력은 약해진다. 그러면 세포는 소용돌이 원리로 작동할 수 없고, 제 기능을 발휘하지 못하게 된다.

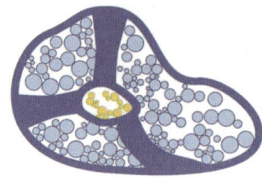

◀ 그림 5. 미네랄밸런스가 무너진 세포

세포를 구성하는 미네랄 원소들이 자기 자리를 지키려면, 다양한 종류의 수많은 미네랄 원소가 적절한 비율로 골고루 존재해야 한다. 이렇게 다양한 종류의 수많은 미네랄 원소가 적절한 비율로 존재하는 상태를 '미네랄밸런스가 이루어졌다'라고 하고, 그렇지 못한 상태를 '미네랄밸런스가 무너졌다'라고 한다. 미네랄밸런스가 무너지면, 특정 미네랄 원소가 없거나 부족하거나 과다하게 된다.

세포의 미네랄밸런스가 이루어지면, 소용돌이 원리에 의해 무겁고 강한 에너지를 지닌 미네랄 원소들은 세포의 중심인 세포핵으로 빨려 들어가 〈그림 3〉의 노란색으로 표현된 세포핵을 구성하고, 나머지 가볍고 약한 원소들은 푸른색으로 표현된 세포의 나머지 부분에 존재하게 된다.

세포의 미네랄밸런스가 이루어지면, 세포는 대칭형으로 활짝 펼쳐지고, 세포핵의 구심력은 강해지며, 세포는 소용돌이 원리로 작동한다. 그러나 세포의 미네랄밸런스가 무너지면, 세포의 형태는 찌그러지고, 세포핵의 구심력은 약해지며, 세포는 소용돌이 원리로 작동하지 못한다.

그러므로 세포의 미네랄밸런스, 세포핵의 구심력, 세포 소용돌이는 같은 말이다.

세포의 미네랄밸런스가 이루어지려면, 세포를 감싸고 있는 혈액의 미네랄밸런스가 이루어져야 한다. 왜냐하면, 세포는 혈액이라는 바다 속에서 살아가기 때문이다. 세포는 필요한 미네랄 원소들을 혈액으로부터 받아들이고, 불필요한 것들은 혈액을 통해 외부로 배출한다.

그러므로 혈액의 미네랄밸런스가 이루어지면 세포의 미네랄밸런스는 저절로 이루어지고, 혈액의 미네랄밸런스가 무너지면 세포의 미네랄밸런스도 무너지게 된다. 이러한 세포와 혈액의 상관관계를 통해 세포의 탄생과 진화과정을 유추할 수 있다.

여기서 세포의 미네랄밸런스가 이루어져 소용돌이 원리로 작동하면 나타나는 현상을 먼저 살펴본 후, 세포의 탄생과 진화과정을 유추함으로써 세포와 혈액의 상관관계에 대해 알아보자.

CHAPTER 4.
세포가 소용돌이 원리로 작동하면

　세포핵에 강한 에너지를 지닌 미네랄 원소들이 자리 잡고, 그 이외의 부분에 약한 미네랄 원소들이 자리 잡으면, 세포핵의 구심력은 최고로 강해진다. 세포의 구심력이 강해지면, 세포핵을 축으로 세포는 소용돌이 원리로 작동하므로 세포 차원의 모든 문제는 일거에 사라지게 된다.

　세포가 소용돌이 원리로 작동하면, 세포를 구성하는 모든 요소는 각자의 자리를 지킨다. 그것은 은하계가 소용돌이 원리로 작동하면 모든 별이 자기 자리를 지키는 것과 같다.
　자기 자리를 지키는 세포의 모든 요소는 서로 의지하며 존재한다. 칼슘은 마그네슘과 칼륨이 있기에 자기 자리에서 존재하고, 마그네슘은 칼륨과 유황이 있음으로써 존재하는 방식으로 모든 미네랄 원소는 서로 의지하며 존재한다. 세포막은 세포핵이 있기에 존재하고, 세포핵은 미토콘드리아가 있기에 존재하며, 미토콘드리아는 리보솜이 있기에 존재하는 식이다.

서로 의지하며 존재하는 세포의 모든 요소는 세포핵을 중심으로 일체화(통합)되어 소용돌이 원리에 따라 유기적 일체로 작동한다. 모든 요소가 유기적 일체로 작동하는 세포는 비로소 독자적·독립적으로 존재하게 된다. 그 이전에 세포의 모든 것은 흩어져서 부분으로만 존재하며 제각각 움직이고 있었다. 하지만 세포의 모든 것이 세포핵을 중심으로 일체화되면, 비로소 세포는 '세포'라고 할 만한 독자적이고 독립적인 생명체로 드러나는 것이다.

유기적 일체로 작동하는 세포는 본래의 기능을 완벽히 발휘한다. 이제 세포는 적시에 필요로 하는 미네랄 원소를 투입해 세포의 기능을 완벽히 수행한다. 근육세포는 수축하고 팽창하는 힘을 만들어내고, 신경세포는 이웃 세포와 정보를 긴밀히 주고받는다. 간세포는 독소를 효율적으로 분해하고, 피부세포는 외부세계의 온도변화로부터 몸을 완벽하게 보호한다. 그리고 모든 세포는 적절한 시기에 세포분열을 함으로써 2세를 창조한다.

세포가 소용돌이 원리로 작동하면, 세포는 아름다운 육각형의 결정체(헥사곤, hexagon)를 이루고, 세포를 구성하는 각각의 원소들도 반듯한 정육각형의 형태를 드러내며 빛나게 된다. 그것은 부분은 전체를 닮고, 전체는 부분을 닮기 때문이다.

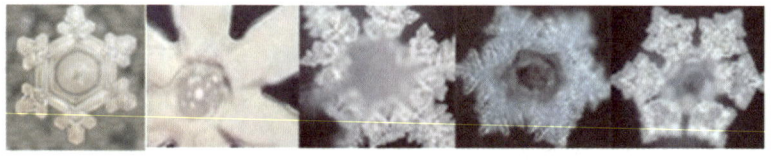

▲ 그림 6. 대칭형의 다양한 물 결정

물 결정 사진은 이런 이치를 잘 보여준다. 〈그림 6〉과 같이 중심이 드러난 물방울이 결정체를 이루면, 물방울을 구성하는 모든 물 분자와 물 분자를 구성하는 모든 원소는 반듯한 육각형의 결정체로 드러나며 빛을 발하게 된다. 물방울이 이루는 결정체는 똑같은 것이 없이 모두 다르지만, 그 형태는 모두 반듯한 육각형이고 아름답다. 그러나 중심이 무너져 소용돌이가 사라짐으로써 결정이 붕괴된 물방울은 〈그림 7〉처럼 일그러지며 빛을 잃고, 그 물방울을 구성하는 물 분자들과 물 분자를 구성하는 원소들도 일그러지며 빛을 잃게 된다.

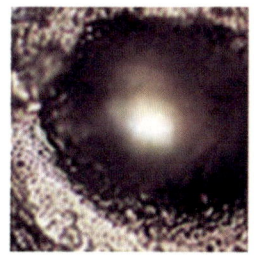

▲ 그림 7. 일그러진 물 결정

마찬가지로 세포가 중심을 축으로 결정체를 이루면, 소용돌이 원리가 작동하여 세포를 구성하는 모든 원소도 결정체가 되어 독자적이고 독립적이며 독창적으로 빛나게 된다. 그러나 세포의 형태가 찌그러져 결정체가 붕괴되면, 소용돌이 원리는 작동하지 않고, 세포를 구성하는 원소들도 독립성과 독자성을 잃고 찌그러지며 빛을 잃게 된다.

세포가 소용돌이 원리로 작동하면, 바이러스처럼 이질적인 요소들은 세포 내부에 존재할 수 없게 된다. 왜냐하면, 미네랄 원소들이 가득한 세포 안에는 이질적인 요소가 자리 잡을 곳이 없기 때문이다. 또한, 미네랄 원소들이 촘촘히 연결되어 하나의 에너지체로 존재하므로 바이러스나 세균은 세포 바깥으로 튕겨 나가거나 분해되어 사라지게 된다.

또한, 세포가 소용돌이 원리로 작동하면, 세포 외부에 존재하는 바이러스나 세균은 세포 부근에 접근할 수 없게 된다. 그것은 바이러스와 세균은 산성이지만 소용돌이 원리로 작동하는 세포는 알칼리성이기 때문이다. 산성 물질인 바이러스와 세균은 알칼리성인 세포에 접근하면 녹아내린다.

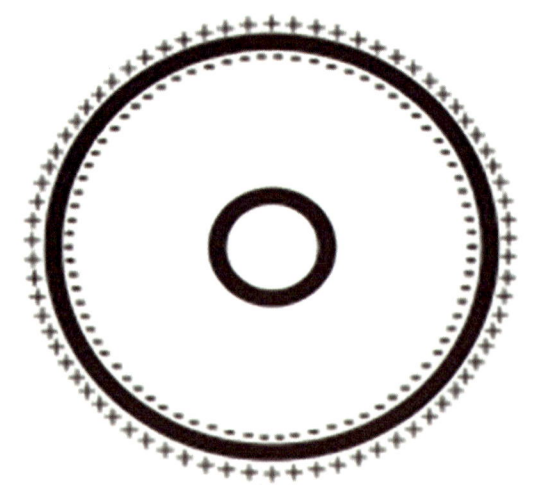

▲ 그림 8. 반듯한 세포의 촘촘한 전기장

또한, 〈그림 8〉과 같이 세포막 외부에는 (+)극, 세포막 내부에는 (−)극으로 이루어진 강력한 전기장이 촘촘히 형성된다. 이때 (+)극과 (−)극의 전압은 무려 70~90㎷에 달한다. 그러므로 바이러스나 세균은 강력한 전기장을 뚫고 세포 내부로 침투할 수 없다.

그러나 세포 소용돌이가 약하면, 세포의 알칼리성은 약해지고, 〈그림 9〉와 같이 세포막의 형태는 찌그러지며, 세포막 내외부의 전기장은 느슨해지고, (+)극과 (−)극의 전압은 35㎷ 이하로 떨어진다. 그러면 그 틈으로 세균과 바이러스가 세포 내부로 침투하거나 세포 외부에 붙어 기생하게 된다.

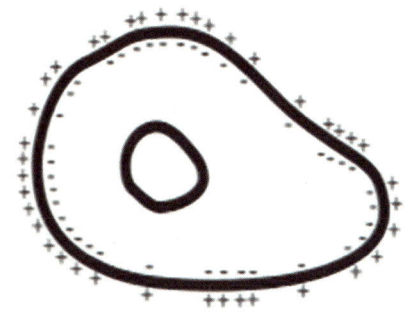

▲ 그림 9. 찌그러진 세포의 느슨한 전기장

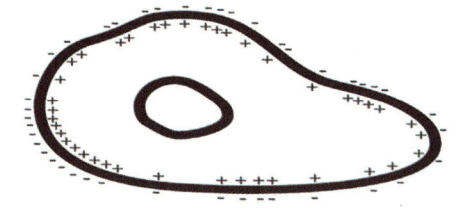

▲ 그림 10. 암세포의 극성이 역전된 전기장

CHAPTER 4. 세포가 소용돌이 원리로 작동하면 **33**

만일 세포 소용돌이가 완전히 사라져 세포가 암세포로 변하면, 세포는 산성화되고, 〈그림 10〉과 같이 세포막 외부는 (−)극, 세포막 내부는 (+)극으로 되어 세포막 내·외부의 전기장의 극성이 세균과 바이러스와 같은 극성으로 역전되므로 세포막 내·외부의 전압도 반대 방향으로 가해진다. 따라서 세포는 바이러스와 세균의 전진기지로 변하고 몸은 각종 질병에 시달리게 된다.

그러므로 세포 소용돌이가 강력할수록 면역력은 강해지고, 약할수록 면역력은 약해진다.

세포가 소용돌이 원리로 작동하면, 세포핵에서 미네랄 원소들의 응집된 힘이 발현하게 된다. 세포핵에서 발현하는 미네랄 원소들의 응집된 힘은 조화로움을 유지하는 강력한 생명 에너지다.

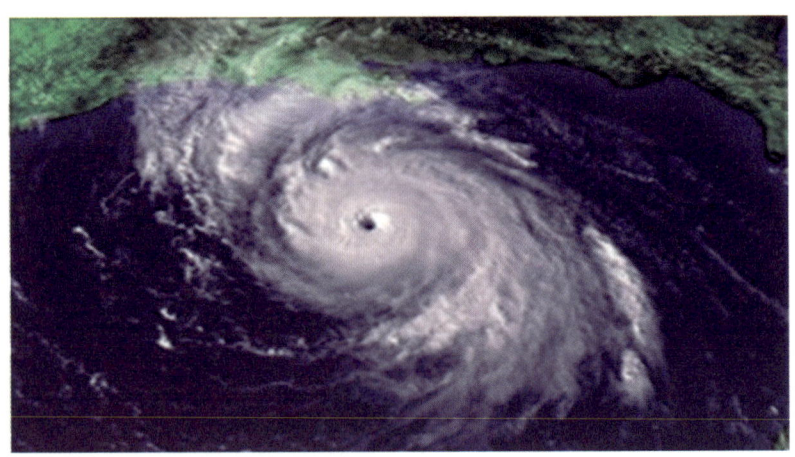

▲ 그림 11. 태풍을 조화롭게 작동시키는 태풍의 눈

이제 〈그림 11〉의 태풍의 중심에 자리 잡은 태풍의 눈에서 발현하는 생명 에너지가 태풍의 모든 것을 완벽하게 주관하는 것처럼, 세포핵에서 발현하는 생명 에너지는 세포를 완벽하게 작동시킨다.
 세포핵의 강력한 생명 에너지는 세포가 한쪽으로 치우치거나 찌그러지지 않게 하고, 모든 세포조직이 제 기능을 발휘하게 한다. 또한, 에너지가 세포 전체를 골고루 빠르게 순환하게 하고, 세포가 바람직한 방향으로 변화하게 하는 등 세포를 완벽히 작동시킨다.
 그것은 소용돌이 원리에 의해 세포의 모든 것이 저절로 완벽하게 작동하기 때문이다. 노자(老子)는 이를 "무위(無爲) 무불위(無不爲), 아무것도 하지 않아도, 이루어지지 않는 일이 없다"라며 최고 경지의 존재 상태라고 했다.

CHAPTER 5.
세포의 탄생과 진화

 생명의 어머니인 지구는 지구를 구성하는 모든 원소를 물에 녹여 원시 바다를 창조했다.
 원시 바닷물은 미네랄밸런스를 유지하고 있었다. 왜냐하면, 원시 바다는 수십억 년에 걸쳐 지구에 존재하는 모든 종류의 미네랄 원소들이 지구를 구성하는 비율로 물에 녹아 들어가 만들어졌기 때문이다. 그러므로 미네랄밸런스는 지구를 구성하는 미네랄 원소들의 비율이자, 원시 바다를 구성하는 미네랄 원소들의 비율이다.

 원시 바다는 지구의 양수다. 지구는 원시 바닷물 속에서 미네랄밸런스를 이루며 존재하는 다양한 미네랄 원소를 지구자기장이라는 소용돌이 에너지로 결합해 다양한 단백질을 창조했고, 다양한 단백질을 결합해 다양한 생명을 탄생시켰다. 그 생명이 '세포'와 세포에 '유익한 미생물'이다.
 지구의 양수에서 탄생한 세포와 유익한 미생물은 원시 바닷물 속에 녹아 있는 산소를 호흡하고, 영양물질을 받아들이는 구조를 지니게 되었다. 또한, 지구와 원시 바다의 비율에 따라 모든 미네랄 원소를 수용하고, 그것들이 하나로 작동하는 형태와 구조로 진화했다. 모든 생명은 미네랄밸런스를 수용하고, 미네랄밸런스가 작동하는 시스템을 지니게 된 것이다.

 지구의 양수에서 태어난 세포 · 유익한 미생물은 언제나 소용돌이 원리로 작동했다. 왜냐하면, 세포 · 유익한 미생물의 외부에는 언제나 미네랄밸런스를 유지하는 원시 바닷물이 가득했기에, 세포와 유익한 미생물은 미네랄밸런스를 유지할 수 있었기 때문이다.
 미네랄밸런스가 이루어진 원시 바닷물은 언제나 맑고 깨끗했고, 그곳에 세포와 유익한 미생물을 부패시키는 것은 존재할 수 없었다. 이는 지금까지 깊은 바닷물이 부패하지 않는 것을 보아도 알 수 있다.
 그래서 세포와 유익한 미생물은 서로 공존하며, 원시 바닷물 속에서 산소 · 미네랄 원소 · 영양물질을 섭취하며, 기나긴 시간 동안 소용돌이 형태를 유지하고 소용돌이 원리로 작동하며, 수없이 분열을 거듭하여 수많은 2세를 남길 수 있었다.

 분열에 분열을 거듭한 세포는 원시 바다를 가득 채웠고, 필연적으로 영양물질을 얻기 위해 서로 경쟁하게 되었다. 경쟁에서 이기기 위해 세포들은 서로 역할을 분담하여 하나의 몸으로 결합하는 방식으로 진화했다.
 어떤 세포들은 눈, 다른 세포들은 소화기관, 또 다른 세포들은 아가미로 서로 역할을 분담하는 방식으로 더 큰 생명체인 하나의 몸으로 진화했고, 그 과정에서 세포와 유익한 미생물의 공존 관계는 더욱 긴밀해졌다.

그렇게 하나의 몸으로 진화해도 세포는 언제나 원시 바닷물 속에서만 존재할 수 있을 뿐이었다. 왜냐하면, 세포는 미네랄밸런스가 이루어진 원시 바닷물 속에서만 생존할 수 있기 때문이다.

그에 따라 하나의 몸으로 결합한 세포들 사이에는 원시 바닷물과 똑같은 혈액이 흐르게 되었다. 그렇게 모든 세포는 미네랄밸런스를 유지하는 혈액을 통해 산소 · 미네랄 원소 · 영양물질을 공급받아야만 생명을 이어갈 수 있게 되었다.

하나의 몸으로 결합한 세포들이 혈액의 미네랄밸런스를 유지하는 데에는 어떤 어려움도 없었다. 하나의 몸의 외부는 언제나 미네랄밸런스를 유지하는 원시 바닷물로 가득했으므로, 몸 안을 흐르는 혈액도 언제나 미네랄밸런스를 유지했기 때문이다.

미네랄밸런스를 유지하는 혈액은 원시 바닷물처럼 언제나 맑고 깨끗하므로 그 속에는 세포를 부패하게 하는 세균이나 바이러스는 처음부터 존재할 수 없었다. 미네랄밸런스를 이룬 혈액을 공급받은 모든 세포는 미네랄밸런스를 이루므로 언제나 소용돌이 형태를 유지하고 소용돌이 원리로 작동할 수 있었다.

그렇게 세포는 미네랄밸런스가 이루어진 원시 바닷물과 혈액 속에서 미네랄밸런스를 유지하며 수십억 년 동안 수많은 생명체로 진화하고 번성할 수 있었다. 만일 미네랄밸런스가 이루어진 원시 바닷물이나 혈액 속에 세포를 부패시키는 어떤 것, 예를 들어 단 한 종류의 해로운 세균이나 바이러스가 존재했다면, 모든 세포는 진화과정에서 사라졌을 것이고, 생명의 물줄기는 다른 방향으로 이어졌을 것이다.

그 후 세포는 어류, 양서류, 파충류, 포유류로 진화하며 바다를 벗어나 육지로 진출했다. 마침내 생명의 어머니인 지구는 수십억 년에 걸쳐 원시 바다라는 지구의 양수에서 진화시킨 생명을 공기 중으로 출산한 것이다.

지구와 마찬가지로 모든 생명체의 어머니는 원시 바다에서 하나의 세포를 진화시켜 공기 중으로 출산한다. 하나의 세포는 아홉 달 동안 어머니의 양수라는 원시 바닷물 속에서 생명의 모든 진화과정을 압축하여 거친 후, 하나의 몸으로 진화하여 공기 중으로 나온다.

육지는 원시 바닷물 대신 공기로 가득하다. 공기 중에는 미네랄 원소가 존재하지 않으므로 육지로 진출한 몸은 미네랄 원소를 먹이와 물을 통해서 얻어야만 한다. 따라서 혈액의 미네랄밸런스를 유지하기는 쉽지 않게 되었다.

이제 몸이 미네랄 원소들을 풍부하게 함유한 물과 먹이를 충분히 섭취하면 혈액과 세포의 미네랄밸런스를 유지할 수 있지만, 그렇지 않으면 혈액과 세포의 미네랄밸런스는 무너지게 되어 있다.

시간이 지남에 따라 육지의 미네랄 원소 함유도는 떨어진다. 왜냐하면, 바닷물 속에 있던 육지가 대륙의 융기 작용으로 바닷물 바깥으로 처음 드러났을 때는 미네랄 원소를 풍부하게 함유하지만, 시간이 지남에 따라 미네랄 원소가 빗물에 녹아 바다로 돌아가므로 육지의 미네랄 원소들은 점차 사라지기 때문이다. 또한, 지구 산성화는 그런 과정을 촉진한다.

 그러므로 시간이 지날수록 육지로 진출한 몸은 충분한 양의 미네랄 원소를 섭취하기 어려워졌다. 그에 따라 혈액과 세포의 미네랄밸런스는 무너지게 되었다. 더욱이 모든 생명 활동은 미네랄 원소를 소비하고 산성 물질을 생성하므로, 혈액과 세포의 미네랄밸런스는 더욱더 빠르게 무너지며 산성화되었다.

 세포는 산성화된 혈액에서는 생존할 수 없다. 산성화된 혈액은 걸쭉하므로 미세한 혈관 속에서 흐름이 끊어지고, 산소·미네랄 원소·영양성분을 충분히 함유할 수 없기 때문이다.
 또한, 유익한 미생물 중의 일부는 산성화된 환경에서 살아남기 위해 해로운 세균과 바이러스로 변화했다. 그것은 혈액이 산성화되면, 정상 세포가 암세포로 변하는 것과 같은 원리다. 해로운 세균과 바이러스는 산성화된 먹이를 먹어야만 생존할 수 있으므로, 세포와 유익한 미생물을 산성화시켜 잡아먹는다.
 이제 지구에는 미네랄밸런스가 이루어진 원시 바닷물에서 태어나 그곳에서 진화한 세포·유익한 미생물과, 미네랄밸런스가 붕괴된 산성화된 환경에서 태어나 그곳에서 진화한 수많은 유형의 해로운 세균·바이러스가 공존하며 순환하게 되었다.

세포와 유익한 미생물은 미네랄밸런스가 이루어진 약알칼리성의 원시 바다에서 태어나 그곳에서 살아가므로, 그곳에 존재하는 모든 종류의 미네랄 원소가 밸런스를 유지하는 방식으로 진화한다. 따라서 시간이 지날수록 더욱더 크고 복잡하면서도 고도로 일체화된 다양한 생명체로 진화한다.
　그에 반해 해로운 세균과 바이러스는 미네랄밸런스가 붕괴된 산성화된 환경에서 태어나 그곳에서 살아가므로, 그곳에 존재하는 일부 미네랄 원소만이 밸런스를 유지하는 방식으로 진화한다. 따라서 최대한 진화해도 조그마한 벌레(蟲) 이상의 생명체로 진화할 수 없다.

　산성화된 환경의 유형에 따라 그곳에서 탄생하고 진화한 세균·바이러스의 종류는 다르다. 왜냐하면, 특정한 유형의 산성화된 환경에서 탄생한 세균·바이러스는, 그러한 환경을 조성하는 몇몇 특정한 미네랄 원소들로만 이루어지고, 그런 미네랄 원소들이 유기적으로 작동하는 형태와 구조를 지니기 때문이다.
　산성화는 미네랄밸런스가 무너지며 발생하는 현상이다. 그런데 미네랄밸런스가 무너진 유형은 수없이 다양하다. 왜냐하면, 자연적인 미네랄 원소의 종류는 100여 가지 이상이고, 그중 단 한 종류 또는 몇 가지 종류, 혹은 수십 종의 미네랄 원소가 부족하거나 과다해도 미네랄밸런스는 무너지기 때문이다. 따라서 미네랄밸런스가 무너져 산성화된 유형은 수없이 다양하므로, 그 유형을 pH 수치로 분류하는 것은 불가능하다.

그러므로 세균·바이러스의 종류는 수없이 다양할 수밖에 없다. 그리고 모든 세균·바이러스는 끊임없이 분화하며 진화하므로 더욱더 수많은 종류의 세균·바이러스가 탄생하게 되었다.

 모든 생명체는 자신이 처음 태어난 환경과 똑같은 환경에서는 활발하게 활동하며 번식하지만, 다른 환경에서는 힘을 쓰지 못하고 약해지다가 사멸한다.
 세포와 유익한 미생물은 미네랄밸런스가 이루어진 약알칼리성의 원시 바닷물과 혈액 속에서 태어나고 진화한 생명체이다. 그러므로 미네랄밸런스가 이루어진 원시 바닷물과 혈액 속에서는 활발하게 활동하고 번식하지만, 산성화된 환경에서는 힘을 쓰지 못하고 약해지다가 사멸하게 된다. 따라서 지구에 존재하는 모든 세포와 유익한 미생물을 제거하려면 지구를 산성화시키면 된다. 특히 바다가 산성화되면 모든 세포와 유익한 미생물은 한순간에 멸종할 것이다.
 그에 반해 해로운 세균과 바이러스는 다양한 산성화된 환경 중 한 가지 유형에서 태어나고 진화한 생명체들이다. 따라서 그들이 태어나고 진화한 산성화된 환경과 유사한 환경에서는 활발하게 활동하고 번식하지만, 다른 유형의 산성화된 환경이나 원시 바닷물처럼 미네랄밸런스가 이루어진 약알칼리성의 환경에서는 힘을 쓰지 못하고 약해지다가 사멸한다.
 몸은 혈액이라는 바닷물이 흐르는 작은 바다다. 그러므로 세포와 유익한 미생물은 물론이고, 몸 안으로 침입한 해로운 세균·바이러스 · 암세포는 혈액이라는 작은 바다에서 살아간다. 따라서 몸 안의 세균 · 바이러스 · 암세포를 제거하는 두 가지 방법이 있다.

첫 번째는 혈액이라는 작은 바다를 특정한 세균 · 바이러스 · 암세포가 태어나고 진화한 환경과 다른 유형의 산성화된 환경으로 만듦으로써 특정한 세균 · 바이러스 · 암세포를 제거하는 방법이다. 현대의학이 주로 사용하는 방법으로, 석유 화학물질로 만든 산성 약물을 투입하여 혈액을 특정한 세균 · 바이러스 · 암세포를 죽이는 유형으로 산성화시켜 특정한 세균 · 바이러스 · 암세포를 제거한다. 그러나 세균 · 바이러스는 빠르게 변신하는 능력이 있다. 세균 · 바이러스는 특정 산성 약물이 들어오면 몇 가지 원소를 더 받아들이거나 원소들의 구성 비율을 변경함으로써 산성 약물로부터 자신의 생명을 보호한다. 그리고 그와 같은 과정이 여러 차례 반복되면 대부분의 산성 약물(항생제, 항바이러스제, 항암제, 소염제 등)을 이겨내는 슈퍼 세균과 슈퍼 바이러스로 진화하게 된다. 지금 이렇게 진화한 슈퍼 세균과 슈퍼 바이러스로 인해 인류는 존망의 갈림길에 서 있다. 또한, 혈액이라는 바다를 산성화시키는 방식은 완전히 새로운 유형의 세균 · 바이러스를 불러오게 되고, 세포와 유익한 미생물을 사멸하게 한다. 따라서 혈액을 산성화하여 세균 · 바이러스 · 암세포를 없애는 것은 매우 비효율적이고 결코 성공할 수 없는 방식이다.

두 번째는 혈액이라는 작은 바다의 미네랄밸런스를 이루어지게 함으로써 모든 종류의 해로운 세균 · 바이러스 · 암세포를 한꺼번에 제거하는 방식이다. 원시 바닷물처럼 미네랄밸런스가 이루어진 혈액에서 세포와 유익한 미생물은 활발하게 번식하고 힘이 강해진다. 또한, 슈퍼 세균과 슈퍼 바이러스를 비롯한 모든 종류의 해로운 세균·바이러스·암세포는 힘을 쓰지 못하고 약해지다가 사멸해 변종이 출현할 수 없으므로 시간이 지날수록 세균·바이러스의 종류는 단순해지고, 모든 질병은 근원적으로 치유된다. 따라서 이 방법은 매우 쉽고 효율적으로 질병을 근원적으로 극복하게 된다.

그러므로 혈액(정확하게는 '혈장')의 미네랄밸런스가 이루어지는 것은 정말 중요하다. 혈액의 미네랄밸런스가 이루어지는지에 따라 혈액 속에서 세포와 유익한 미생물이 번성하거나, 해로운 세균·바이러스·암세포가 번성하기 때문이다.

CHAPTER 6.
혈액의 미네랄밸런스

 원시 바닷물과 같이 미네랄밸런스를 유지하는 혈액에서, 세포·유익한 미생물은 〈그림 12〉처럼 소용돌이 형태를 이루고 소용돌이 원리로 작동하므로 시간이 지날수록 번성하게 되고, 해로운 세균·바이러스·암세포는 사멸하게 한다. 또한, 약알칼리성으로 맑고 깨끗하여 잘 흐르므로 산성 물질인 혈전을 생성하지 않아 혈관이 막히지 않고, 혈전으로 막힌 혈관도 뚫어낸다.

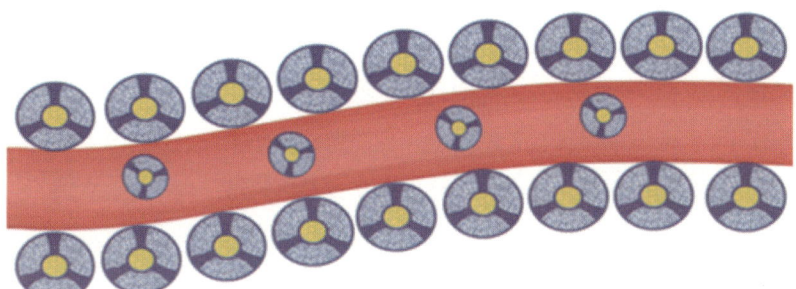

▲ 그림 12. 미네랄밸런스를 이룬 혈액을 공급받아 활짝 펼쳐진 세포들

그에 반해 미네랄밸런스가 무너진 혈액에서는, 〈그림 13〉처럼, 세포·유익한 미생물은 찌그러지고, 해로운 세균·바이러스·암세포는 번성하게 된다. 또한, 혈전을 생성하므로 혈관이 막혀 수많은 질병을 일으킨다.

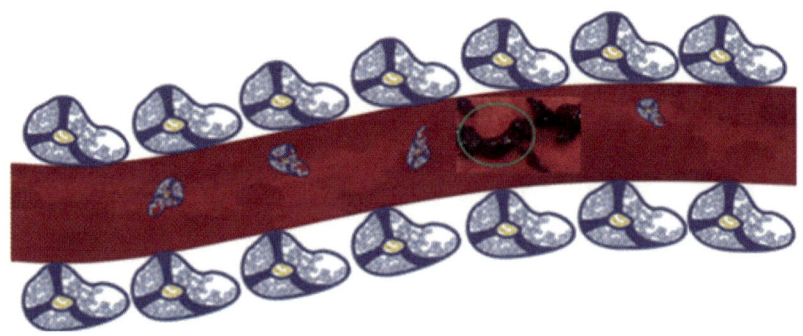

▲ 그림 13. 미네랄밸런스가 무너진 혈액을 공급받아 찌그러진 세포들과 혈전으로 막힌 혈관

 미네랄밸런스를 유지하는 혈액(혈장)은 원시 바닷물처럼 혈액 속에 있어야 할 물질은 풍부하지만, 있어서는 안 될 물질은 존재하지 않는다. 반면에 미네랄밸런스가 무너진 혈액은 혈액 속에 있어야 할 물질이 부족하고, 있어서는 안 될 물질을 많이 함유한다.
 혈액 속에 있어야 하는 물질은 산소·100여 종류의 미네랄 원소들·13종류의 비타민과 각종 영양성분(탄수화물, 단백질, 지방 등)으로, 원시 바닷물과 똑같은 피를 만들어내는 재료들이다. 이런 물질들은 혈액의 미네랄밸런스를 유지하게 하므로 세포를 소용돌이 원리로 작동하게 한다.

반면에 혈액 속에 있어서는 안 될 물질은 인위적으로 만들어진 화학물질 · 바이러스 · 세균 · 활성산소 등으로 혈액을 산성화시키는 재료들이다. 이런 물질들은 원시 바닷물에는 존재하지 않던 물질들로서, 혈액 속에 있어서는 안 된다. 이런 물질들은 혈액을 산성화하고, 세포를 찌그러지게 하여 세포가 소용돌이 원리로 작동할 수 없게 한다.

지구는 산성화되고 있다. 대기는 이산화탄소를 비롯한 온실가스가 증가하면서 산성화되고, 대지는 하늘에서 내리는 산성비와 함께 비료 · 농약 등의 온갖 화학물질로 산성화되며, 그에 따라 바다도 산성화되고 있다. 산성비는 육지의 미네랄 원소들을 녹여 바다로 끌고 가므로 시간이 지날수록 대지의 미네랄 원소 함유도는 떨어지게 된다.

그에 따라 식물과 동물은 미네랄 원소를 충분히 섭취할 수 없게 되었고, 그런 식물과 동물을 먹고 사는 인간도 미네랄 원소를 충분히 섭취하지 못하게 되었다. 따라서 인간의 혈액은 미네랄밸런스가 무너지며 산성화되고 있다.

미네랄밸런스가 무너진 혈액은 미네랄 원소 · 산소 · 영양물질은 부족하고, 활성산소와 화학물질은 많이 존재하며, 세균과 바이러스도 서식한다. 따라서 그런 혈액을 공급받은 세포는 미네랄밸런스가 무너지고, 화학물질과 활성산소에서 발생한 독소와 세균 · 바이러스의 공격을 받게 된다. 그러면 〈그림13〉처럼 모든 세포는 찌그러지고 소용돌이 원리도 작동하지 않으므로 세포는 그 기능을 제대로 수행할 수 없게 된다. 또한, 미네랄밸런스가 무너진 혈액은 산성 물질인 혈전(어혈)을 만들어 혈관을 막는다.

  혈전은 미세한 모세혈관부터 막기 시작해 세동맥과 대동맥까지 막는다. 특히 신장과 간의 혈관이 막히면, 많은 수의 신장 세포와 간세포가 기능을 상실하면서 요산과 독소를 제거하지 못하게 된다. 강력한 산성 물질인 요산과 독소를 제거하지 못하면, 혈액은 더욱더 산성화되므로 더 많은 혈전이 만들어지고, 더 많은 장기와 조직의 혈관이 광범위하게 막힌다.
  혈관이 막힌 부분의 세포들은 산소와 미네랄 원소를 전혀 공급받지 못한다. 따라서 세포의 미네랄밸런스는 더 심하게 무너지고, 세포는 더욱더 찌그러지며, 세포 소용돌이는 사라지게 된다.

  모든 질병은 세포가 미네랄밸런스가 무너진 혈액을 공급받거나, 미네랄밸런스가 무너진 혈액이 혈관을 막아 혈액의 공급이 중단됨으로써 발생한다. 조그마한 여드름부터 각종 암에 이르기까지, 외상 이외의 크고 작은 모든 질병은 혈액의 미네랄밸너스가 무너지며 산성화되는 것에서 비롯된다.
  혈전이 혈관을 막아 세포에 혈액이 공급되지 않는 증상도, 막힌 혈관이 터지는 증상도, 면역기능이 떨어져 해로운 세균·바이러스가 침입하는 증상도, 각종 장기와 감각기관의 기능이 떨어지는 증상도, 정상 세포가 암세포로 변하는 증상도, 심장이 높은 압력으로 박동하는 증상도, 활성산소와 화학물질에서 발생한 독소가 세포를 공격하는 증상도 모두 혈액의 미네랄밸런스가 무너져 산성화되면서 발생한다. 그러므로 혈액의 미네랄밸런스가 무너지며 산성화되는 것은 모든 질병의 뿌리다.

 혈액의 미네랄밸런스가 무너져 산성화될수록 위중한 질병이 발생한다. 부위에 따라 차이가 있지만, 정상 혈액의 pH는 7.4이다. 그러나 혈액의 pH가 6.9 이하로 내려가면 몸이 불편하기 시작하고, 6.0 이하로 내려가면 각종 질병으로 환자 수준에 이르게 된다. 또한, 5.5 이하가 되면 각종 암이 발생하기 시작하고, 4.0 이하가 되면 사망한다.
 그것은 혈액이 산성화될수록 미네랄밸런스가 심하게 무너지고, 세포는 극단적으로 찌그러지며 세포 소용돌이가 작동하지 않기 때문이다. 그러므로 모든 질병을 근원적으로 극복하려면, 산성화된 혈액의 미네랄밸런스부터 회복해야만 한다.

CHAPTER 7.
미네랄 원소들의 결정체

　미네랄밸런스가 무너져 산성화된 혈액은 모든 질병의 뿌리다. 그렇다면, 무너진 혈액의 미네랄밸런스를 다시 회복하려면 어떻게 해야 할까?
　식품에는 모든 종류의 미네랄 원소가 함유되어 있다. 따라서 미네랄 원소를 풍부하게 함유한 자연식품을 골고루 충분히 섭취하면, 무너진 혈액의 미네랄밸런스를 회복할 수 있다.
　자연식품 이외에 무너진 혈액의 미네랄밸런스를 다시 회복하는 방법은 존재하지 않는다. 그것은 바다를 벗어난 모든 생명체를 구성하는 세포는 자연식품에 녹아 있는 자연 미네랄 원소를 혈액을 통해 공급받는 방식으로 진화했기 때문인데, 이는 달걀을 보면 알 수 있다.

　달걀은 닭의 세포 중의 하나다. 비좁은 닭장에 갇혀 옥수숫가루와 항생제로 연명한 닭의 달걀은 노른자가 작고 찌그러져 있으며 쉽게 깨진다. 이는 닭이 미네랄 원소들을 충분히 섭취할 수 없어 혈액의 미네랄밸런스가 무너졌고, 그로 인해 세포 중의 하나인 달걀의 미네랄밸런스가 무너져 세포핵인 노른자의 구심력이 약하고, 소용돌이 원리로 작동하지 못하며, 면역력이 떨어졌기 때문이다. 이는 또한, 닭의 다른 세포들도 미네랄밸런스가 무너져 세포핵의 구심력이 약하고, 소용돌이 원리로 작동하지 못하며, 그로 인해 면역력이 떨어져 질병에 취약하다는 의미다.

 그러나 이처럼 병약한 닭이라도 자연에 방사되어 먹이활동을 하면 얼마 지나지 않아 건강하고, 탄력이 넘치며, 면역력이 강한 달걀을 낳기 시작한다. 이는 혈액과 세포의 무너진 미네랄밸런스가 회복되었기 때문이다. 당연히 달걀을 낳은 닭의 다른 세포들도 미네랄밸런스를 회복하게 된다.

 이렇게 달걀은 오로지 자연식품만이 혈액과 세포의 미네랄밸런스를 회복하게 할 수 있고, 사람이 제조한 조악한 사료와 화학물질로 만든 약으로는 혈액과 세포의 미네랄밸런스를 회복할 수 없다는 진리를 잘 보여준다.

 이런 진리를 간파한 의성 히포크라테스(Hippocrates)는 "병을 낫게 하는 것은 자연이다.", "음식으로 못 고치는 병은 약으로도 못 고친다."라고 했다. 이 말은 '혈액과 세포의 미네랄밸런스를 약으로는 회복할 수 없지만, 자연이 만든 음식으로는 회복할 수 있다'는 의미다. 그는 자연식품을 미네랄밸런스의 비율에 맞게 골고루 충분히 섭취하면, 혈액과 세포의 미네랄밸런스를 회복함으로써 모든 질병을 극복할 수 있다고 말한 것이다.

그러나 한 가지 식품은 보통 4-5가지의 미네랄 원소만 함유할 뿐이다. 또한, 지구 산성화로 인해 식품의 미네랄 원소 함유도는 시간이 갈수록 떨어지고 있다. 지금 생산되는 시금치의 비타민C 함유량이 40년 전의 시금치에 비해 1/40에 불과하다는 연구결과가 있다. 미네랄 원소 함유량도 마찬가지다. 그러므로 자연식품을 통해 100여 종류 이상의 미네랄 원소를 골고루 충분히 섭취하려면, 매일 수십 종류 이상의 식품을 엄청나게 많이 먹어야만 한다. 따라서 단순히 자연식품을 섭취하는 것만으로는 혈액의 미네랄밸런스를 회복하고 유지하기는 어렵게 되었다.

하지만 현대과학을 충분히 활용하면, 완벽한 미네랄밸런스의 비율을 찾아내고, 그 비율에 맞게 식품에서 미네랄 원소만을 추출하여 '미네랄 원소들의 결정체'를 만들 수 있다. 그렇게 만들어진 미네랄 원소들의 결정체를 섭취하면, 자연식품을 골고루 충분히 섭취하는 것과 같으므로, 혈액과 세포의 미네랄밸런스를 회복함으로써 모든 질병을 치유할 수 있다.

그러므로 미네랄 원소들의 결정체는 반드시 다음과 같은 특징을 지녀야 한다.

첫째, 미네랄 원소들의 결정체는 먹을 수 있는 맛있는 식품의 형태로 존재해야 한다. 몸이 먹을 수 없는 물질은 세포도 먹을 수 없으며, 몸에 유익한 물질은 세포에도 유익하고, 세포가 좋아하는 물질은 몸도 좋아할 수밖에 없다. 따라서 미네랄 원소들의 결정체는 자연식품으로만 만들 수 있다.

그러므로 맛있게 먹을 수 없는 물질은 미네랄 원소들의 결정체일 수 없다.

둘째, 미네랄 원소들의 결정체는 물에서 이온의 형태로 존재해야 한다. 왜냐하면, 물에 잘 녹아 이온의 형태로 존재하는 미네랄 원소는 세포 속으로 쉽게 흡수되어 고유의 기능을 발휘하지만, 물에 녹지 않는 물질은 세포 속으로 쉽게 흡수되지 않고, 흡수되어도 미네랄 원소 고유의 기능을 발휘할 수 없기 때문이다.

그러므로 돌을 곱게 갈아 만든 미네랄 제품은 물에 녹아 이온화하지 않으므로 미네랄 원소들의 결정체일 수 없다.

셋째, 미네랄 원소들의 결정체가 녹아 있는 용액은 원시 바닷물처럼 미네랄밸런스가 이루어져야 한다.

미네랄밸런스가 이루어진 미네랄 원소들의 결정체 용액은 원시 바닷물과 똑같다. 그러므로 미네랄 원소들의 결정체 용액에서 모든 세포와 유익한 미생물은 미네랄밸런스를 이루고, 소용돌이 원리로 작동하므로 번성하지만, 모든 해로운 세균·바이러스·암세포는 찌그러지며 사멸해야 한다.

따라서 미네랄 원소들의 결정체 용액을 마시면, 미네랄 원소들의 결정체 용액과 직접 접촉하는 입안과 식도, 위장을 구성하는 모든 세포·유익한 미생물은 번성하고, 그곳에 서식하는 충치균·풍치균·백태균·헬리코박터 바이러스를 비롯한 모든 세균과 바이러스는 사라지므로, 속은 편안해지고 대변은 황금색으로 변하며 소화 기능은 획기적으로 향상되어야 한다.

마찬가지로 미네랄 원소들의 결정체 용액을 상처에 바르면, 그곳의 세포들은 빠르게 소용돌이 형태를 회복하고 소용돌이 원리로 작동하므로 상처가 빠르게 아물어야 한다. 그러므로 중화상을 입어 생명이 위독한 환자가 미네랄 원소들의 결정체 용액에 몸을 담그면 화상을 입은 세포들은 빠르게 원래의 상태로 돌아가므로 화상을 신속하게 치료해야 한다.

그리고 미네랄 원소들의 결정체 용액은 오랜 시간이 지나도 부패하지 않아야 한다. 왜냐하면, 미네랄 원소들의 결정체 용액에서는 물질을 부패시키는 모든 세균과 바이러스가 사멸하기 때문이다. 따라서 미네랄 원소들의 결정체 용액으로 소독약을 제조해 사용하면, 유익한 생물들은 건강하게 하는 동시에 유해한 세균과 바이러스는 깨끗하게 살균되어야 한다.

그러므로 찌그러진 세포의 미네랄밸런스를 회복시키지 못하거나, 모든 유해한 세균·바이러스·암세포를 제거하지 못하는 물질은 미네랄 원소들의 결정체일 수 없다.

넷째, 미네랄 원소들의 결정체가 녹은 용액이 혈액(혈장)으로 들어가면, 혈액(혈장)은 빠르게 미네랄밸런스를 회복하며 약알칼리성으로 변해야 한다.

미네랄밸런스를 회복한 혈액(혈장)은 혈전을 생성하지 않는 것은 물론, 기존의 혈전을 녹여 몸 바깥으로 배출시켜야 한다. 왜냐하면, 혈전은 산성 물질들이 뭉쳐진 물질이므로 알칼리성인 미네랄 원소들의 결정체 용액과 만나면 빠르게 녹아내리기 때문이다. 그러므로 혈전이 혈관을 막으면서 발생하는 모든 질병은 빠르게 치유되어야 한다.

또한, 미네랄밸런스를 회복한 혈액(혈장)은 그 안에 존재하는 모든 해로운 세균·바이러스·암세포를 제거하여야 한다. 왜냐하면, 미네랄밸런스를 회복한 혈액은 원시 바닷물과 똑같기 때문이다. 그러므로 세균과 바이러스, 암세포로 인한 모든 질병은 빠르게 치유되어야 한다.

마찬가지로, 미네랄밸런스를 회복한 혈액(혈장)은 화학물질과 활성산소로부터 비롯된 독성물질을 중화해 몸 바깥으로 배출해야 한다. 왜냐하면 그와 같은 독성물질들은 산성이지만 미네랄밸런스를 회복한 혈액은 약알칼리성이기 때문이다. 그러므로 혈액에 존재하는 화학물질과 활성산소로 인한 질병을 빠르게 치유하여야 한다.

또한, 미네랄밸런스를 회복한 혈액은 세포의 미토콘트리아를 활성화하므로 미토콘트리아의 에너지생성과정에서 공해 물질에 해당하는 활성산소가 적게 발생한다. 따라서 미네랄밸런스를 회복한 혈액은 활성산소에 의한 세포의 파괴를 감소시킨다.

그러므로 혈액(혈장)의 미네랄밸런스를 빠르게 회복시켜 혈전과 세균, 바이러스, 화학물질, 활성산소로 인한 질병을 제거하지 못하는 물질은 미네랄 원소들의 결정체일 수 없다.

다섯째, 미네랄밸런스를 회복한 혈액(혈장)을 공급받은 세포와 유익한 미생물은 미네랄밸런스를 회복하고, 소용돌이 원리로 작동하므로 면역력이 획기적으로 강화되어야 한다.

소용돌이 원리로 작동하는 모든 세포와 유익한 미생물은, 모든 세균과 바이러스와 암세포의 침입을 물리쳐야 한다. 따라서 세포 내부에 존재하는 세균·바이러스는 사멸하게 하거나 세포 외부로 축출시키고, 세포 외부에 존재하는 세균·바이러스·암세포가 세포 내부로 침입하거나 세포 외부에 붙어 기생하지 못하게 하여야 한다.

특히, 소용돌이 원리로 작동하는 면역세포는 가장 강력한 강자로서 모든 해로운 세균·바이러스·암세포를 적극적으로 제거해야 한다. 왜냐하면, 미네랄밸런스를 회복한 혈액(혈장)에서, 면역세포는 시간이 지날수록 그 숫자가 많아지며 힘이 강해지지만, 세균·바이러스·암세포는 시간이 지날수록 힘이 약해지며 그 숫자도 줄기 때문이다. 따라서 면역세포는 몸 안에 존재하는 모든 종류의 해로운 바이러스와 세균과 암세포를 신속하게 제거해야 한다. 당연히 지금 세계적으로 유행하고 있는 코로나19바이러스도 빠르게 제거하고, 그 외에 항생제에 내성을 지닌 모든 종류의 슈퍼 바이러스와 슈퍼 세균을 제거해야 한다.

그러므로 세포의 미네랄밸런스를 회복시켜 질병 대부분을 치유하지 못하는 물질은 미네랄 원소들의 결정체일 수 없다.

여섯째, 미네랄 원소들의 결정체 용액을 혈관에 수액으로 주사하면, 어떤 부작용도 없이 가장 빠르고 효과적으로 혈액(혈장)과 세포의 미네랄밸런스를 회복시켜야 한다.

미네랄 원소들의 결정체는 순수한 자연식품에서 미네랄 원소만을 추출하여 만들어진 물질이므로 혈액 속에 반드시 있어야만 하는 물질이다. 따라서 미네랄 원소들의 결정체 용액을 혈관에 주입해도 어떤 부작용도 발생할 수 없다. 그러므로 미네랄 원소들의 결정체로 만들어진 링거액은 복잡한 임상 시험을 거치지 않아도 안전성에 문제가 없어야 한다.

그러므로 수액으로 혈관에 직접 투여할 수 없는 물질은 미네랄 원소들의 결정체일 수 없다.

일곱째, 미네랄 원소들의 결정체는 세포와 몸의 면역력을 강하게 해야 한다. 왜냐하면, 미네랄 원소들의 결정체를 섭취하면, 혈액과 세포의 미네랄밸런스가 회복되므로 세포의 구심력은 강해지기 때문이다. 구심력이 중심을 유지하는 힘이자, 면역력이다. 중심의 구심력이 강할수록 세포는 강하게 소용돌이 원리로 작동하므로 중심을 유지하는 힘과 면역력은 강해진다.

몸을 구성하는 모든 세포의 구심력의 합이 몸의 구심력이고, 몸의 중심을 유지하는 힘이며, 몸의 면역력이다. 그러므로 세포의 구심력이 강할수록 몸의 구심력과 중심을 유지하는 힘과 면역력은 강해진다. 또한, 모든 세포는 미네랄 원소들을 매개로 서로 의사소통을 하면서 하나로 연결되어 유기적 일체로 작동한다. 따라서 몸은 면역력뿐만 아니라 균형감각과 운동능력도 획기적으로 향상된다.

여덟째, 미네랄 원소들의 결정체는 노화와 노화로 인한 죽음을 막고, 인류에게 불로장생(不老長生)을 가져와야 한다. 왜냐하면, 노화와 노화로 인한 죽음도 일종의 질병이고, 미네랄 원소들의 결정체를 섭취한 몸은 노화와 노화로 인한 죽음이라는 질병도 극복하기 때문이다.

체세포의 수명은 평균 30일 정도다. 세포는 본래 소용돌이 형태를 유지하며 소용돌이 원리로 작동하다가, 세포분열을 통해 똑같은 세포를 만들어내고 약 30일 후에 소용돌이가 멈추며 죽도록 설계되어 있다. 따라서 몸을 구성하는 세포들의 그러한 과정은 끝없이 이어지고, 몸은 언제나 30일 이내의 젊고 건강한 세포들로만 이루어지므로 노화와 노화로 인한 죽음이라는 현상이 나타날 수 없다.

노화와 노화로 인한 죽음은 죽거나, 찌그러져 기능이 떨어진 세포들의 숫자가 증가하면서 발생하는 현상이다. 죽거나 찌그러진 세포들은 적당한 시기에 분열하여 2세를 남기지 못한다. 그런 세포가 증가하면 몸에 힘이 떨어지고 주름이 생기며 피부에 반점이 생기거나 색깔이 변하는 등의 노화 현상이 나타나다 죽음으로 이어진다.

세포가 분열하여 2세를 남기지 못하고 죽거나 찌그러지는 것은 세포가 미네랄밸런스를 상실했기 때문이다. 세포가 미네랄밸런스를 상실하는 것은 몸에서 미네랄 원소들이 빠져나간 만큼 몸에 미네랄 원소들이 보충되지 않았기 때문이다. 결국, 노화와 노화로 인한 죽음은 몸이 미네랄 원소들을 상실함으로써 나타나는 질병의

한 가지 증상이다.

  그러나 미네랄 원소들의 결정체를 계속 섭취하면, 계속 미네랄 원소가 몸에 공급되므로, 모든 세포는 언제나 미네랄밸런스를 유지하게 된다. 따라서 모든 세포는 소용돌이 형태를 유지하고 소용돌이 원리로 작동하다가, 세포분열을 통해 똑같은 세포를 만들어 낸 후 30일 후에 죽는다. 이러한 과정이 끝없이 이어지면, 몸은 언제나 30일 이내의 젊고 건강한 세포들로만 구성되므로 노화와 노화로 인한 죽음이라는 현상이 나타날 수 없다.

  따라서 어떤 물질을 먹어도 노화와 노화로 인한 죽음이 지금과 똑같은 형태로 나타나는 물질은 미네랄 원소들의 결정체일 수 없다.

  아홉째, 미네랄 원소들의 결정체는 비만하거나 깡마른 몸을 반듯하고 정상적인 몸으로 변화시켜야 한다.

  지나친 비만과 깡마름도 질병의 일종이다. 미네랄 원소가 부족해 세포의 내부에 〈그림 14〉처럼 미네랄 원소들 대신 물 분자나

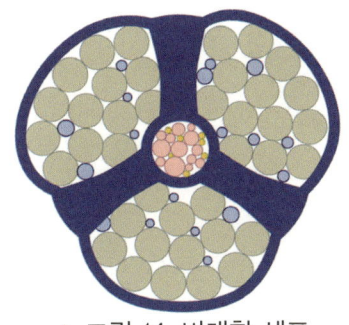
▲ 그림 14. 비대한 세포

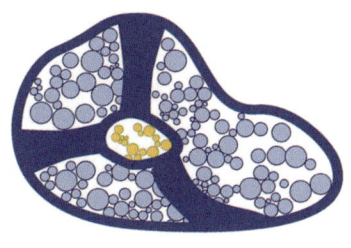
▲ 그림 15. 쪼그라진 세포

CHAPTER 7. 미네랄 원소들의 결정체 **59**

기름 분자 또는 단백질 분자로 가득 차면, 세포가 팽창하고, 팽창한 세포들로 이루어진 몸은 비대해진다.

또한, 〈그림 15〉처럼 세포에 미네랄 원소가 부족하면. 세포는 쪼그라든다. 쪼그라든 세포들로 이루어진 몸도 쪼그라지며 깡마르게 된다.

그러나 미네랄 원소들의 결정체를 섭취하면, 〈그림 16〉처럼 먼저 몸을 구성하는 세포의 내부는 미네랄밸런스를 이룬 미네랄 원소들로 꽉 차고, 그 이후에 적당한 양의 탄수화물·단백질·지방 등의 영양성분이 세포 내부로 흡수된다. 따라서 미네랄 원소들의 결정체를 지속해서 섭취하면, 쪼그라진 세포는 반듯해지고, 비대한 세포의 내부에도 필요 이상의 영양물질이 존재할 수 없으므로 반듯해진다. 이렇게 세포가 반듯해지면 몸도 반듯해진다.

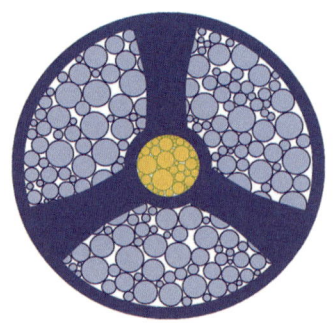

▲ 그림 16. 반듯한 세포

또한, 미네랄밸런스를 이룸으로써 반듯해진 세포들로 구성된 몸은, 음식을 많이 먹어도 비대해지지 않는다. 왜냐하면, 몸을 비대하게 하는 필요 이상의 영양물질은 미네랄 원소들이 가득한 세포 내부로 들어가지 못하고 배설되기 때문이다.

그러므로 어떤 물질을 꾸준히 섭취해도 몸의 형태가 반듯해지지 않으면 미네랄 원소들의 결정체일 수 없다.

열째, 이와 같은 미네랄 원소들의 결정체의 특징은 모든 식물이나 가축에게 똑같이 적용되어야 한다. 왜냐하면, 식물이나 가축도 원시 바닷물에서 태어나고 진화한 세포들로 이루어진 생명체들이기 때문이다.

그러므로 가축이나 식물에 똑같이 적용되지 않는 물질은 미네랄 원소들의 결정체일 수 없다.

CHAPTER 8.
미네랄톡톡: 팬데믹(pandemic)의 종식

 최첨단 과학기술에 의해 '미네랄톡톡'이라는 미네랄 원소들의 결정체가 대한민국에서 이미 개발되어 있다. 미네랄톡톡은 미네랄 원소들의 결정체가 갖추어야 할 여러 가지 조건들을 두루 갖추고 있다.

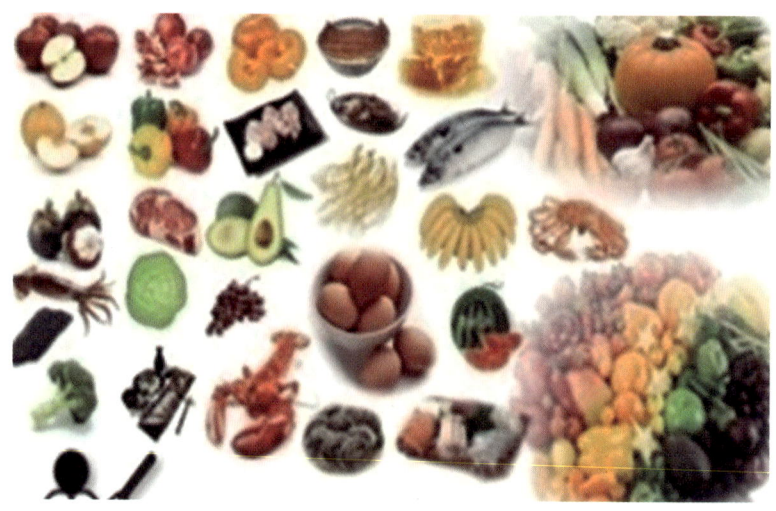

▲ 그림 17. 미네랄톡톡의 재료들

첫째, 미네랄톡톡은 〈그림 17〉과 같이 각종 과일, 채소, 육류, 수산물 등 자연이 생산한 순수한 식자재에서 추출한 미네랄 원소들로만 만들어진 물질로서 FDA(U.S. Food and Drug Administration)에 등록된 안전성이 확인된 식품이다. 따라서 미네랄톡톡은 특정한 질병을 치유하는 약이 아닌 맛있는 자연식품의 형태로 존재한다.

그러므로 미네랄톡톡은 첫 번째 미네랄 원소들의 결정체의 특징을 갖추고 있다.

둘째, 미네랄톡톡을 구성하는 미네랄 원소들은 물에 녹으면 이온의 형태로 존재한다.

그러므로 미네랄톡톡은 두 번째 미네랄 원소들의 결정체의 특징을 갖추고 있다.

셋째, 미네랄톡톡이 희석된 용액은 원시 바닷물처럼 미네랄밸런스를 유지한다.

그러므로 미네랄톡톡 용액에서 모든 세포와 유익한 미생물은 미네랄밸런스를 회복하고 세포핵의 구심력이 강해지며, 소용돌이 원리로 작동하므로 활발하게 번식한다. 하지만 모든 해로운 세균·바이러스·암세포는 찌그러지다가 사멸한다. 이런 사실은 동남의화학연구원과 한국의과학연구원에서 실시한 '미생물배양실험'과 '미생물 항균 활성 및 생장 촉진능 실험', '암세포 성장 및 독성 실험', '면역세포·폐세포 성장 및 독성 실험'을 통해 확인할 수 있는

데, 위 실험자료는 이 책의 뒷부분에 첨부돼 있다.

위 실험을 통해, 미네랄톡톡 용액에서 〈그림 16〉과 같이 면역세포·폐세포와 유익한 미생물인 고초균과 유산균은 활발하게 번식하지만, 해로운 세균인 대장균·포도상구균과 일곱 종류의 암세포(폐암, 간암, 대장암, 위암, 전립선암, 갑상선암, 유방암)는 사멸한다는 사실을 확인할 수 있었다.

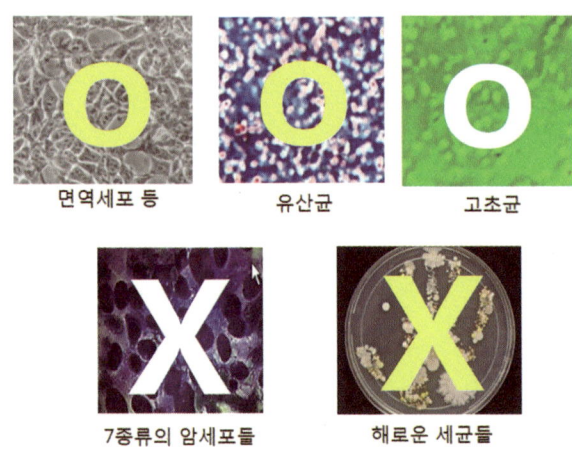

▲ 그림 18. 동남의화학연구원과 한국의과학연구원 실험 결과

미네랄톡톡 용액에서 면역세포·폐세포와 유익한 미생물인 고초균·유산균이 활발하게 번식한다는 것은, 모든 종류의 세포와 유익한 미생물도 번성한다는 의미이다. 또한, 두 종류의 해로운 세균과 일곱 종류의 암세포가 사멸한다는 것은, 모든 종류의 해로운 세균과 암세포도 사멸한다는 의미다.

지금까지 모든 세포와 유익한 미생물은 활발하게 번식하고, 모든 해로운 세균과 암세포는 사멸하는 현상이 동시에 발생하는 물질은 존재하지 않았다. 하지만 미네랄톡톡 용액에서는 그런 현상이 발생한다.

미네랄톡톡에 대한 바이러스의 성장 및 독성 실험은 그 위험성과 과도한 비용으로 인해 필자가 수행할 수 없었다. 하지만 미네랄톡톡 용액에서 해로운 세균·암세포가 사멸하는 것은, 모든 종류의 바이러스도 사멸한다는 것을 의미한다. 왜냐하면, 미세한 생명체인 바이러스는 세균이나 암세포보다 구조적으로 취약하므로 환경이 약간만 변해도 사멸하기 때문이다.

그러므로 미네랄톡톡은 세 번째 미네랄 원소들의 결정체의 특징을 갖추고 있다.

넷째, 미네랄톡톡 용액을 섭취하면, 혈액(혈장)은 미네랄밸런스를 회복하여 알칼리성으로 변한다.

미네랄밸런스를 회복한 알칼리성 혈액은 원시 바닷물과 똑같은 용액이므로 산성 물질인 혈전은 녹아내리고, 혈액 속에 존재하는 세균과 바이러스는 사멸하며, 화학물질과 활성산소에서 배출된 독소는 분해되어 배출된다.

이는 혈전이 혈관을 막아 혈액의 흐름이 멈춰 다리 절단 수술을 앞두고 있던 〈그림 19〉의 하지정맥류 환자와 〈그림 20〉의 당뇨병 환자가, 미네랄톡톡 용액을 마시자 며칠이 지나지 않아, 혈액이 다시 정상적으로 흐르면서 다리 절단 수술을 받지 않게 된 사실로

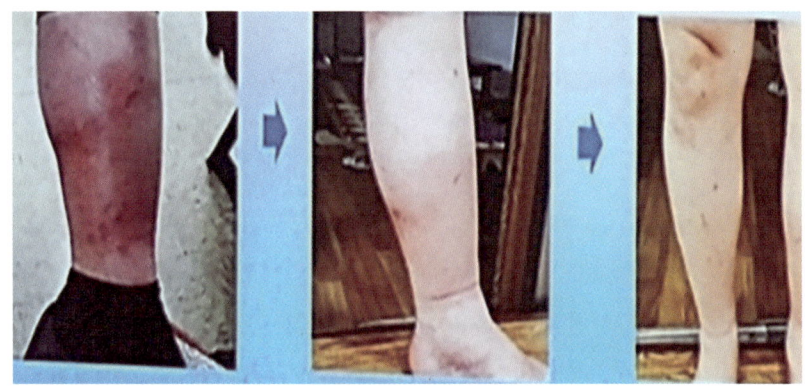

▲ 그림 19. 하지정맥류 환자의 상태변화

확인할 수 있다.

또한, 심장 동맥이 혈전으로 막혀 스텐트를 동맥에 삽입하는 시술을 앞둔 환자들이 7~10일 동안 미네랄톡톡 용액을 섭취한 후 다시 동맥 검사를 한 결과, 혈전이 모두 녹아내려 스텐트 시술을 받지 않게 된 사실로도 확인된다.

미네랄밸런스를 회복한 혈액(혈장)은 미네랄톡톡 용액의 일종이다. 따라서 미네랄밸런스를 회복한 혈액(혈장)에서 해로

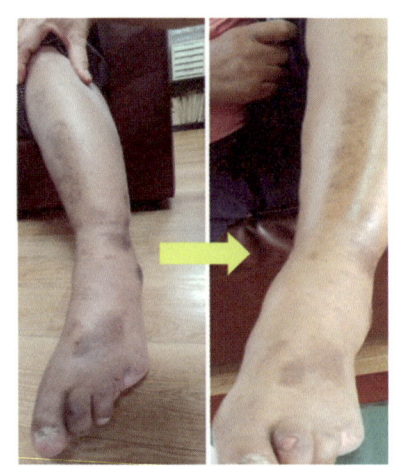

▲ 그림 20. 당뇨 환자의 상태변화

운 세균과 암세포는 사멸한다. 이는 미네랄톡톡 용액에 대한 동남의화학연구원과 한국의과학연구원 실험결과 〈그림 18〉로 이미 입증되었다. 또한, 〈그림 21〉과 같이 파상풍균에 의해 피부가 썩어가던 패혈증도 단 7일 만에 파상풍균이 사라지며 완치된 사실을 보아도 미네랄밸런스를 회복한 혈액(혈장)에서 파상풍균과 같은 세균이 사멸함을 알 수 있다.

그러므로 미네랄톡톡은 네 번째 미네랄 원소들의 결정체의 특징을 갖추고 있다.

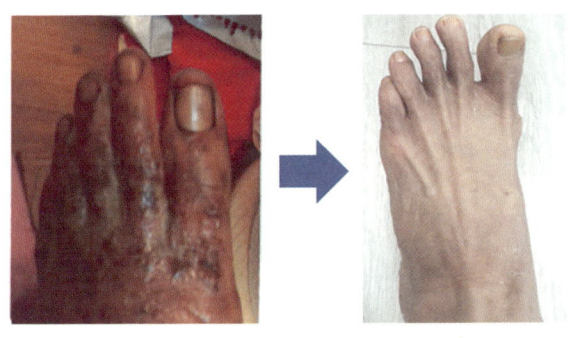

▲ 그림 21. 패혈증 환자의 상태변화

다섯째, 미네랄톡톡으로 미네랄밸런스를 회복한 혈액을 공급받은 세포는, 세포핵의 구심력이 강해지고 소용돌이 원리로 작동하므로 모든 세균과 바이러스, 암세포를 물리친다.

특히, 소용돌이 원리로 작동하는 면역세포는 몸 안에서 가장 강력한 강자로서 모든 해로운 세균·바이러스·암세포를 제거한다. 당연히 지금 세계적으로 유행하고 있는 코로나19바이러스와 항생제에 내성을 지닌 모든 종류의 슈퍼 바이러스와 슈퍼 세균, 슈퍼 박테리아도 제거한다. 이는 코로나19바이러스에 감염되었던 100여 명 이상의 환자들이 미네랄톡톡 용액을 마시고 100% 회복된 사실이 증명한다.

또한, 바이러스에 감염된 세포라도 빠르게 바이러스를 극복하게 되는데, 이는 헤르페스바이러스가 후두신경으로 침입해 6개월 이상 말을 하지 못하던 필자가, 미네랄톡톡 용액을 마신 후 단 7시간 만에 말을 하게 된 사실로 증명된다.

헤르페스바이러스뿐만 아니라 코로나19바이러스를 비롯한 모든 바이러스는 세포 내부로 침입하여 세포의 미토콘드리아에 붙어 에너지를 빨아먹으며 번식한다. 화학물질로 만든 항바이러스제는 세포 안에서 번식하는 바이러스를 제거할 수 없다. 왜냐하면, 항바이러스제가 세포 안으로 들어가면 바이러스보다 세포가 먼저 죽기 때문이다.

하지만 미네랄톡톡을 구성하는 100여 종류의 수많은 미네랄 원소가 세포 안으로 들어가면 한순간에 세포는 소용돌이 형태를 회복하고 소용돌이 원리로 작동하므로, 바이러스는 세포 바깥으로 밀려나 혈액에 의해 사멸하거나, 미네랄 원소들의 강력한 에너지를 견디지 못하고 분해되어 사라지게 된다. 이런 원리로 필자는 지독한 헤르페스바이러스에서 벗어날 수 있었고, 코로나19바이러스에 감염된 100여 명의 환자도 완쾌될 수 있었다.

그러므로 아직 실험하지는 못했지만 미네랄톡톡을 마시면 에이즈를 일으키는 HIV바이러스를 비롯한 간염바이러스 등 모든 종류의 해로운 바이러스를 제거할 것이다.

또한, 동남의화학연구원과 한국의과학연구원의 연구결과에서 보듯이 0.4% 미네랄톡톡 용액에서 7종류의 암세포(폐암, 간암, 대장암, 위암, 전립선암, 갑상선암, 유방암)가 7일 만에 많게는 50% 적게는 2%가 사멸했고, 0.8% 미네랄톡톡 용액에서 많게는 70% 적게는 15% 이상의 암세포가 사멸했다는 결과가 나왔다. 이것은 혈액에서도 미네랄톡톡을 같은 농도로 유지하면 동일한 결과가 나온다는 것을 의미한다. 따라서 혈액의 미네랄톡톡 농도를 0.4%에서 0.8%를 유지하며 30일에서 60일이 경과하면 거의 모든 종류의 암세포가 제거된다는 것을 보여준다.

그러므로 미네랄톡톡은 다섯 번째 미네랄 원소들의 결정체의 특징을 갖추고 있다.

여섯째, 미네랄톡톡 용액을 혈관에 수액으로 주사하면, 어떤 부작용도 없이 가장 빠르고 효과적으로 혈액(혈장)의 미네랄밸런스를 회복하고. 세포는 소용돌이 형태를 회복하고 소용돌이 원리로 작동하게 된다.

〈그림 22〉와 같이 뇌혈관이 막히는 모야모야병 환자(65세 여성)가 수축기혈압이 55로 떨어질 정도로 위중한 상태에 이르자, 담당 의사는 당일 사망할 것이라는 사망 선고를 내렸다. 그러나 코로나로 국경이 막힌 상황에 외국으로 출장을 갔던 그녀의 아들이 임종을 지킬 수 없게 되자, 가족과 담당 의사의 결정으로 미네랄톡톡 용액을 수액으로 환자의 혈관에 직접 투여하게 되었다. 그러자 즉

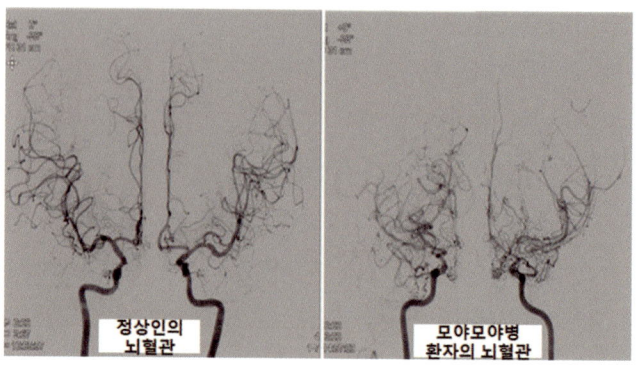

▲ 그림 22. 정상인과 모야모야병 환자의 뇌혈관 사진

시 혈압이 110으로 상승하며 의식을 회복했고, 그 후 그녀는 아무 것도 먹거나 마시지 못한 상태에서 미네랄톡톡 수액만으로 60여 일을 더 생존하며 생을 정리할 수 있었다. 이렇게 미네랄톡톡 수액은 빠르고 효과적으로 혈액의 미네랄밸런스를 회복시킨다.

　미네랄톡톡 수액은 직접 혈관에 투여해도 어떤 부작용도 발생하지 않는다. 왜냐하면, 미네랄톡톡은 순수한 자연식품에서 추출한 미네랄 원소들과 13종의 비타민으로만 이루어진 물질로서 원래부터 혈액 속에 반드시 있어야만 하는 물질이기 때문이다. 따라서 혈액과 세포가 어떤 거부 반응도 일으키지 않는 미네랄톡톡을 수액으로 사용하기 위해 복잡한 임상 시험을 거칠 이유가 없다. 몸과 세포가 가장 좋아하는 식품으로 만들어진 미네랄톡톡을 사용하기 위해 임상 시험으로 시간과 비용을 낭비할 필요가 없는 것이다.

　그러나 혈액과 세포에 해가 되는 화학물질로 만든 약이나 바이러스를 원료로 제조한 백신을 사용하려면 반드시 엄격한 임상 시험을 거쳐야만 한다. 왜냐하면, 그런 물질을 먹거나 혈관에 주사하면 혈액이 산성화하여 죽거나 심한 후유증을 앓기 때문에 어느 정도 투입해야 사람이 쉽게 죽지 않는지 미리 알아야 하기 때문이다. 그럼에도 불구하고 임상 시험을 거친 항생제와 백신으로 인해 수많은 사람이 지금 이 순간에도 죽어가고 있다.

미네랄톡톡 개발자인 강성철 박사와 필자는 함께 미네랄톡톡으로 제조한 수액을 혈관에 투여했지만 어떤 부작용도 없었다. 오히려 같은 양의 미네랄톡톡 용액을 마신 것보다 훨씬 더 컨디션이 좋아짐을 느낄 수 있었다.

미네랄톡톡 수액은 지금의 코로나19바이러스로부터 수많은 생명을 구할 수 있는 최적의 방안이다. 지금 코로나19바이러스에 감염되거나, 코로나19바이러스 백신을 맞고 생사를 오가거나 고통을 겪고 있는 수많은 환자는 스스로 미네랄톡톡을 마실 의식조차 없다. 그런 환자들에게 미네랄톡톡 수액을 투여하면, 그들은 즉시 어떠한 부작용도 없이 건강을 되찾게 될 것이다.

그러므로 미네랄톡톡은 여섯 번째 미네랄 원소들의 결정체의 특징을 갖추고 있다.

일곱째, 미네랄톡톡은 몸의 구심력인 중심을 유지하는 힘과 면역력을 강하게 한다. 미네랄톡톡 용액을 섭취하거나 정맥에 주사하거나 심지어 미네랄톡톡을 손에 들고만 있어도, 즉시 몸의 힘이 강해지고 균형을 잡는 능력이 향상되는 것을 느낄 수 있는데, 이는 AK테스트를 하면 쉽게 확인할 수 있다.

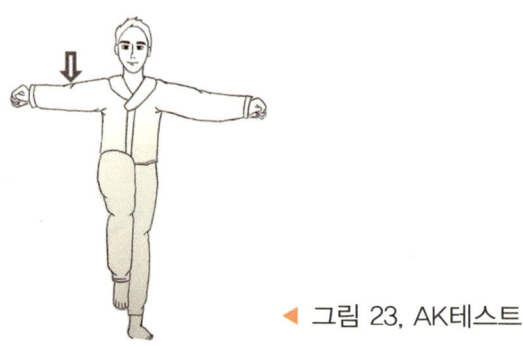

◀ 그림 23. AK테스트

AK테스트는 〈그림 23〉과 같이 두 팔을 양옆으로 벌리고 한쪽 다리를 들고 선 자세에서, 실험자가 피실험자의 다리를 들고 있는 방향의 팔꿈치를 화살표 방향으로 가볍게 눌러 피실험자가 넘어지지 않고 버티는 힘의 세기를 측정하는 실험이다. 피실험자가 미네랄톡톡을 손에 들기 전과 후에, 미네랄톡톡 용액을 마시기 전과 후에 각각 AK테스트를 실시하면, 들기 전보다 들고 있으면 적어도 3~4배 이상, 마시기 전보다 마신 후에는 적어도 5~10배 이상 균형감각과 버티는 힘이 강해졌음을 실험자와 피실험자가 동시에 느끼게 된다. 또한, 그 힘의 편차는 면역력이 떨어진 사람일수록 크다는 것도 알게 된다.

또한, 꾸준히 미네랄톡톡을 섭취하면 시간이 지날수록 몸의 힘이 강해지고 균형감각이 향상되는 것을 스스로 느낄 수 있다. 필자는 이를 직접 경험했다. 미네랄톡톡을 섭취하기 이전의 필자는 힘이 약하고 균형감각이 떨어진 상태였다. 하지만 36개월 정도 미네랄톡톡을 섭취하자 몸의 힘이 7배 이상 강해지고 균형감각이 뚜

렷하게 향상되었다는 것을 필자뿐만 아니라 주변 사람들도 확연히 느낄 수 있다.

미네랄톡톡을 개발한 강성철 박사님은 평생 연구만 한 사람으로서 계절마다 감기를 달고 살아온 약골이었다. 하지만 15년 이상 미네랄톡톡을 연구·개발하는 과정에서 개발품을 실험하기 위해 본인이 직접 섭취한 결과, 현재는 한쪽 손의 엄지손가락 하나만으로 팔굽혀펴기를 10회 이상을 할 수 있을 정도로 힘이 강해졌는데, 필자는 운동선수들 가운데에도 이렇게 팔굽혀펴기를 할 수 사람은 본 적이 없다.

이렇게 미네랄톡톡으로 몸의 힘이 강해진 만큼, 몸과 세포의 면역력과 구심력도 강해진다. 왜냐하면, 구심력과 면역력, 힘은 하나의 에너지를 다른 관점에서 본 것이기 때문이다.

그러므로 미네랄톡톡은 일곱 번째 미네랄 원소들의 결정체의 특징을 갖추고 있다.

여덟째, 미네랄톡톡은 인류에게 불로장생(不老長生)을 선물했다. 왜냐하면, 미네랄톡톡을 계속 섭취한 몸은 언제나 젊고 건강한 세포들로만 이루어지고, 젊고 건강한 세포들로만 이루어진 몸에는 노화라는 현상이 매우 느리게 나타나기 때문이다.

또한, 미네랄톡톡으로 양파 등의 식물을 재배한 결과 2~3배 이상 오랜 시간 동안 생존했다. 이를 통해서도 미네랄톡톡이 생명을 연장한다는 것을 확인할 수 있었다.

그러므로 미네랄톡톡은 여덟 번째 미네랄 원소들의 결정체의 특징을 갖추고 있다.

 아홉째, 미네랄톡톡은 비만이거나 깡마른 몸을 반듯하고 정상적인 몸으로 변화시킨다.
 이미 비만으로 고민하던 사람들이 미네랄톡톡을 섭취함으로써 정상적인 체형으로 바뀌는 사례가 속출하고 있다. 또한, 아무리 살을 찌우려고 노력해도 몸무게가 늘지 않던 사람이 미네랄톡톡을 섭취한 지 얼마 지나지 않아 체중이 10kg 이상 증가하는 사례도 나타나고 있다. 필자도 미네랄톡톡을 섭취한 후 몸무게가 8kg 정도 빠지면서 몸의 형태가 반듯해지는 경험을 했다.
 그러므로 미네랄톡톡은 아홉 번째 미네랄 원소들의 결정체의 특징을 갖추고 있다.

 열째, 미네랄톡톡은 사람뿐만 아니라 가축 등 모든 생명에도 똑같이 적용된다.
 그러므로 미네랄톡톡을 사용하면, 조류인플루엔자(AI)나 구제역 등의 가축 질병도 사라지게 된다. 왜냐하면, 가축 질병도 가축의 혈액과 세포의 미네랄밸런스가 무너지며 발생하기 때문이다. 따라서 가축 질병에 감염된 가축에게 미네랄톡톡 용액을 먹이면 다시 건강을 회복하게 된다.
 이는 미네랄톡톡 용액을 애완동물에게 먹이거나, 분무기에 넣어 전신에 골고루 뿌려주면 각종 질병을 치유하는 것을 보아도 알 수 있다. 또한, 미네랄톡톡 용액을 물에 10배 이상 희석하여 식물에 투여하면, 식물이 건강하게 성장하여 많은 열매를 맺는 것을 보아도 알 수 있다.

그러므로 미네랄톡톡은 열 번째 미네랄 원소들의 결정체의 특징을 갖추고 있다.

이렇게 미네랄톡톡은 미네랄 원소들의 결정체가 갖추어야 할 모든 조건을 충족하므로 미네랄 원소들의 결정체임이 분명하다. 미네랄톡톡은 훌륭한 식품인 동시에 최절정의 치료제이자 예방약인 것이다.

지금까지 이름 지어진 질병은, 그 이름만 적어도 이 책의 분량보다 훨씬 길 정도로 방대하다. 하지만 혈액의 미네랄밸런스가 이루어지고 세포가 소용돌이 원리로 작동하면, 거의 모든 질병은 뿌리가 뽑히며 한꺼번에 사라지게 된다.

그러나 작은 지식에 갇혀 있고, 과거에 묶여 있으며, 기득권에 집착하고 있고, 돈을 최우선으로 추구하는 현대의학의 협소한 관점으로 미네랄밸런스와 세포 소용돌이를 이해하는 것은 쉽지 않다. 그들은 화학물질을 원료로 만든 독극물로 질병을 제거하려 하고, 해로운 세균과 바이러스를 원료로 만든 백신으로 세균과 바이러스를 막아내려 하며, 복잡한 임상 시험으로 기득권을 지키려 한다.

사람이 화학물질과 해로운 세균·바이러스를 먹으면 죽는다. 그래서 약과 백신은 몇 년에 걸친 엄격한 임상 시험을 통해 사람이 쉽게 죽지 않을 정도의 안전성이 보장되어야만 사용할 수 있다. 그럼에도 임상 시험을 거친 약과 백신으로 인해 수많은 사람이 죽어가고 있다.

 코로나19바이러스를 실험실에서 만들었는지, 또는 자연이 만들었는지, 지금 이 시점에서 명확하게 알 수는 없다. 그러나 분명한 것은 코로나19바이러스보다 훨씬 더 독한 바이러스를 실험실이나 자연은 얼마든지 만들어 낼 수 있고, 모든 세균과 바이러스는 한 순간에 다른 종류로 변이한다는 것이다.

 이미 코로나19바이러스는 알파 · 베타 · 감마 · 델타를 거쳐 오미크론에 이르기까지 여러 변종이 출현하고 있다. 세균과 바이러스 변종의 종점은 슈퍼 세균과 슈퍼 바이러스다. 슈퍼 세균과 슈퍼 바이러스는 기존의 모든 항생제에 내성을 지니므로 현대의학은 손쓸 방법이 없다. 이미 슈퍼 바이러스로 진화한 폐렴 바이러스 등으로 인해 과학자들은 골머리를 앓고 있다. 코로나19바이러스도 지금과 같은 속도로 진화하면 얼마 지나지 않아 슈퍼코로나바이러스로 재탄생할 것이고, 결국 인류는 슈퍼코로나바이러스에 무릎을 꿇게 될 것이다.

 전체를, 있는 그대로를, 진리를 보고 받아들이면 된다. 팬데믹을 끝장낼 과학적인 원리와 수단은 이미 제시되었다. 그냥 미네랄톡톡 용액을 마시거나, 미네랄톡톡 수액을 혈관에 투여하면 된다.

 그렇게 하면, 코로나19바이러스는 일거에 섬멸되고, 모든 것은 정상으로 돌아갈 것이다. 또한, 보너스로 암과 치매 등 다른 모든 질병도 사라지고, 불로장생(不老長生)이라는 선물도 받게 될 것이다.

부록

– 실험기록&검진결과

실험 1 미생물 배양 실험

▶ 실험자 : 최인호

〈사진 1, 2019년 8월 4일 촬영〉

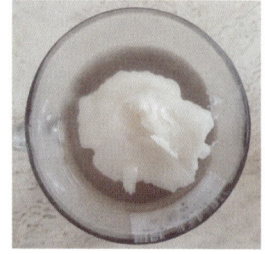 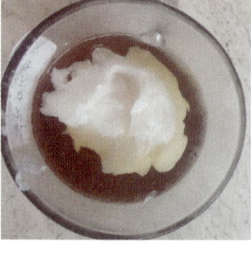 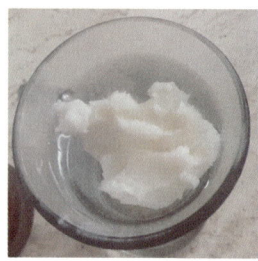

| 미네랄톡톡 | 구기자 | 생수 |

▶ '미네랄톡톡'은 생수에 미네랄톡톡을 0.4% 비율로 희석한 용액에 돼지기름을 넣고 촬영한 사진이고,

▶ '구기자'는 생수에 구기자가루를 0.8% 비율로 희석한 용액에 돼지기름을 넣고 촬영한 사진이며,

▶ '생수'는 순수한 생수에 돼지기름을 넣고 촬영한 사진이다.

〈사진 2-1, 8월 20일 촬영〉(16일 경과 후)

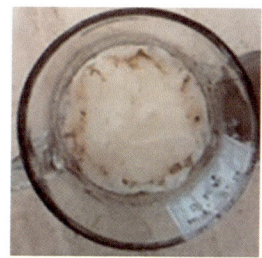 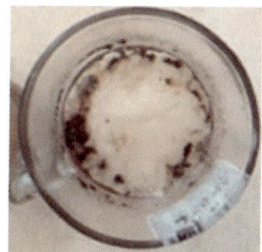 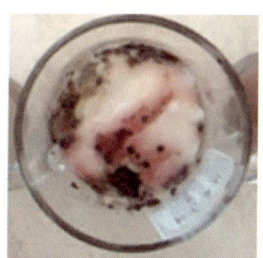

▶ 16일이 지난 후 돼지기름의 변화 정도를 촬영한 사진이다. 시커멓게 부패한 부분은 해로운 세균이 번식하고 있음을 나타내고, 노랗게 발효된 부분은 유익한 미생물이 번식하고 있음을 나타낸다.

▶ 구기자 용액과 생수에 담긴 돼지기름은 부패했지만, 미네랄톡톡 용액에 담긴 돼지기름은 발효되었음을 확인할 수 있다.

〈사진 2-2. 현미경 사진〉

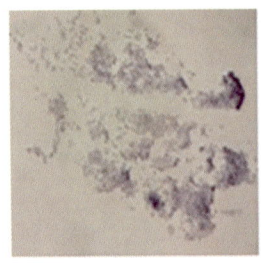 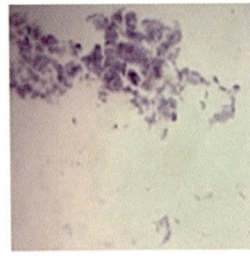 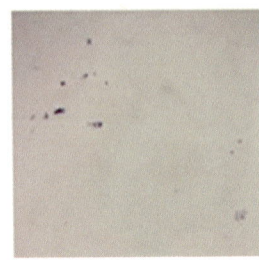

미네랄톡톡　　　　　구기자　　　　　　생수

▶ 위 3개의 용액에 번식한 미생물을 현미경으로 촬영한 사진이다. 사진의 푸른색을 띤 부분은 미생물을 배양한 후 푸른색으로 염색한 것이므로 푸른색을 띤 부분이 많을수록 많은 숫자의 미생물이 번식하고 있음을 나타낸다.

▶ 미네랄톡톡, 구기자, 생수의 순으로 미생물의 숫자가 많다는 것을 알 수 있다.

▶ 미생물배양 실험결과, 미네랄톡톡 용액에서 유익한 미생물들은 활발하게 번식하지만, 해로운 세균은 존재할 수 없다는 사실을 확인할 수 있다.

실험 2 미생물 항균 활성 및 생장 촉진능 실험

▶ 실험자 : 한국의과학연구소

실험결과

시료명	균주	대조군 균체수(cfu)	실험군 균체수(cfu)	활성도(%)
병원성미생물 항균활성	포도상구균	1.49×10^{11}	1.21×10^{11}	18% 억제
	대장균	2.70×10^{10}	3.21×10^{10}	N.D
유용미생물 생장촉진활성	유산균	1.60×10^{10}	1.70×10^{10}	6.3% 증가
	고초균	1.10×10^{8}	2.70×10^{7}	178.2% 증가

주) – 시료는 멸균수로 희석하였음
 – N.D : Not Detected(불검출)

▶ 하루(24시간) 동안 0.4% 미네랄톡톡 용액에서 실험한 결과, 해로운 세균인 포도상구균은 18%, 대장균은 100% 사멸했으나, 유익한 미생물인 유산균은 6.3%가 증가하고, 고초균은 178.2%가 증가했음을 확인할 수 있다.

▶ 미네랄톡톡 용액에서 유익한 미생물은 번성하고, 유해한 세균은 사멸함을 알 수 있다.

실험 3 암세포 성장 및 독성 실험

▶ 실험자 : 동남의화학연구원

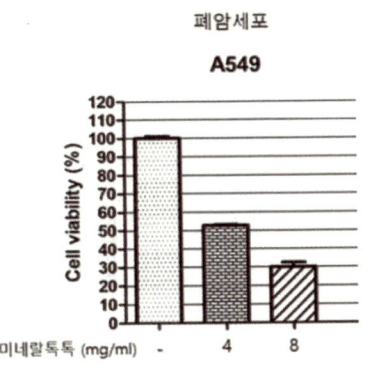

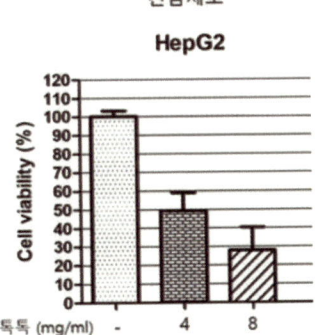

미네랄톡톡 mg/ml	0	4	8
mean	100	53	30
SD	3	1	7

미네랄톡톡 mg/ml	0	4	8
mean	100	49	28
SD	9	29	37

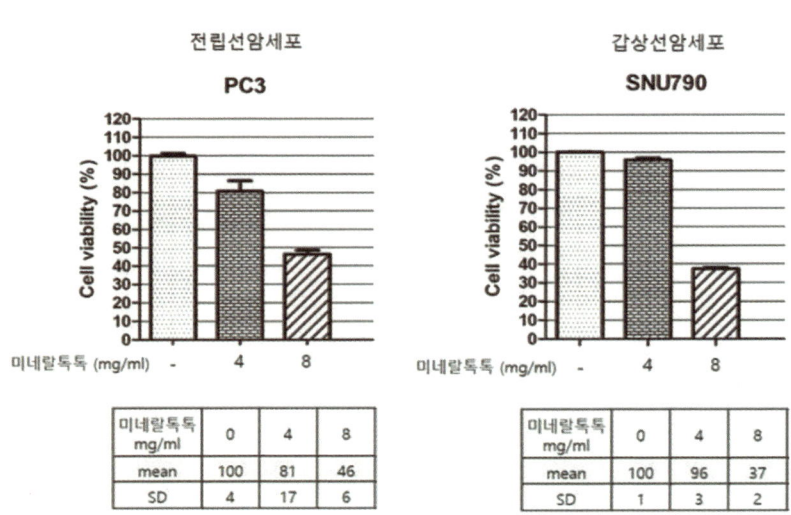

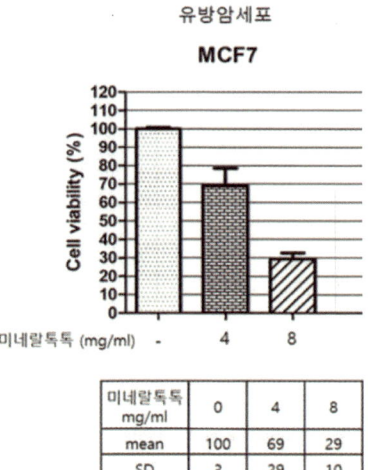

▶ 7일 동안 0.4% 미네랄톡톡 용액에서 실험한 결과 대조군에 비해, 폐암세포는 47%, 간암세포는 51%, 대장암세포는 16%, 위암세포는 2%, 유방암세포는 31%, 전립선암세포는 19%, 갑상선암세포는 4% 감소했고,

▶ 7일 동안 0.8% 미네랄톡톡 용액에서 실험한 결과 대조군에 비해, 폐암세포는 70%, 간암세포는 72%, 대장암세포는 44%, 위암세포는 16%, 유방암세포는 71%, 전립선암세포는 54% 갑상선암세포는 63% 감소했다.

▶ 암세포 성장 및 독성 실험 결과, 암세포의 종류에 따라 약간의 차이는 있지만 모든 종류의 암세포는 미네랄톡톡 용액 속에서 그 숫자가 감소하고, 미네랄톡톡의 농도가 짙어질수록 그 숫자가 더 빠르게 감소한다는 사실을 확인할 수 있다.

실험 4 면역세포·폐세포 성장 및 독성 실험

▶ 실험자 : 동남의화학연구원

면역세포

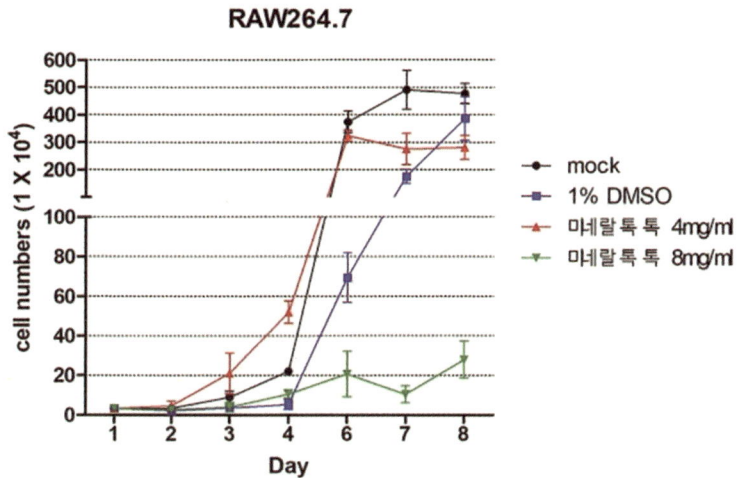

cell counts (1 x 10⁴)	Day1	Day2	Day3	Day4	Day6	Day7	Day8
mock	3	3	9	22	374	491	477
DMSO 1%	3	2	4	5	69	176	386
미네랄톡톡 4mg/ml	3	5	21	52	324	275	281
미네랄톡톡 8mg/ml	3	3	4	11	21	10	28

▶ 8일 동안 면역세포를 0.4% 미네랄톡톡 용액과 0.8% 미네랄톡톡 용액에서 배양한 결과 면역세포는, 0.4% 미네랄톡톡 용액에서 대조군(1% DMSO)이나 배양액(mock)보다 빠르거나 같은 수준으로 번식하지만, 0.8% 미네랄톡톡 용액에서 대조군(1% DMSO)이나 배양액(mock)보다 느리게 번식한다는 사실을 알 수 있다.

폐세포

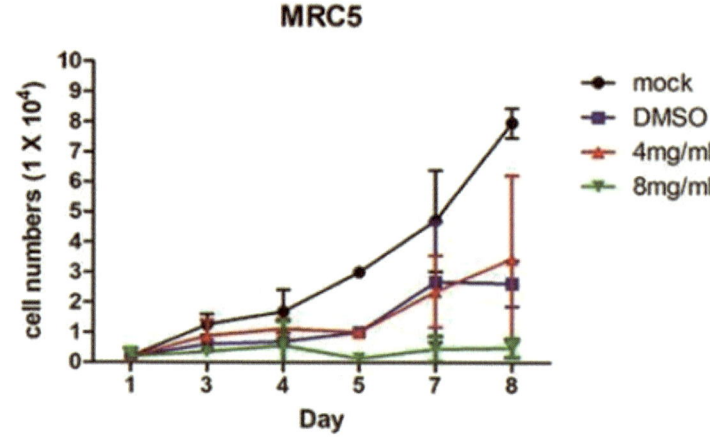

Cell numbers (1 X 10⁴)	Day 1	Day 3	Day 4	Day 5	Day 7	Day 8
mock	0.2	1.3	1.7	3.0	4.7	8.0
DMSO	0.2	0.6	0.7	1.0	2.7	2.6
미네랄톡톡 4mg/ml	0.2	0.9	1.1	1.0	2.4	3.5
미네랄톡톡 8mg/ml	0.2	0.4	0.6	0.1	0.5	0.5

▶ 8일 동안 폐세포를 0.4% 미네랄톡톡 용액과 0.8% 미네랄톡톡 용액에서 배양한 결과, 폐세포는 0.4% 미네랄톡톡 용액에서 대조군(1% DMSO)과 동일한 수준으로 번식하지만, 0.8% 미네랄톡톡 용액에서 대조군(1% DMSO)이나 배양액(mock)보다 느리게 번식한다는 사실을 알 수 있다.

▶ 면역세포와 폐세포 성장 및 독성 실험 결과, 0.8% 미네랄톡톡 용액보다 0.4% 미네랄톡톡 용액에서 더 잘 번식한다는 사실을 확인할 수 있다.

실험 5 필자의 혈액과 소변검사결과

▶ 필자는 2018년 4월 20일경부터 지금까지 0.4% 미네랄톡톡 용액을 하루에 2ℓ 이상 꾸준히 섭취하고 있다. 따라서 미네랄톡톡을 섭취하기 전·후의 혈액과 소변검사결과를 비교하면 미네랄톡톡이 혈액과 소변에 일으키는 변화를 알 수 있다. 그래서 혈액과 소변검사에 큰 변화가 있었던 부분만을 추려서 표로 정리해 보았다.

혈액검사결과

검사명 검사명	2004.2.17. 검사결과	2006.3.23. 검사결과	2020.1.15. 검사결과	비고(검체명 EDTA-3K)		
				하한치	상한치	단위
평균혈소판용적	10.3	9.9	8.9	7.5	10.7	fL
GPT(ALT)	23.2	37	15	4	44	U/L
LDH(유산탈수소효소)	342	432	170	140	271	U/L
Triglyceride(중성지방)		154	121	30	150	mg/dl
고밀도콜레스테롤(HDL)		27.7	34.8	30.0	85.5	mg/dl
CRP(정량)		0.11	0.02	0	0.5	mg/dl

① 평균혈소판용적이 정상수치를 넘어서기 일보 직전까지 비대했지만, 정상수치의 한가운데로 돌아왔다. 혈소판용적이 정상수

치를 넘어서 비대해지면 혈소판은 파괴된다.
② GPT 수치는 간세포가 파괴될 때 나오는 효소로서, 위험수치까지 간세포가 파괴되었으나 안정된 상태로 회복되었다.
③ LDH(유산탈수소효소)는 몸 전체의 세포가 사멸할 때 나오는 효소로서, 정상수치(271)를 크게 벗어날 정도로 많은 숫자(342, 432)의 세포들이 사멸하고 있음을 나타냈으나, 정상수치로 완전히 회복되었다.
④ Triglyceride(중성지방)는 정상수치를 넘어설 정도로 많았으나, 정상수치로 복귀했다.
⑤ 고밀도콜레스테롤(HDL)은 정상수치에 미치지 못했으나, 정상수치로 회복되었다.
⑥ CRP(정량)는 염증 물질로서 몸에 염증이 있으면 나타나는 수치로서 상당한 양의 염증이 존재했으나, 염증이 거의 존재하지 않게 되었다.

검사명(검체명 Urine)	2004.2.17. 검사결과	2019.11.27. 검사결과	2020.1.15. 검사결과	비고 하한치	비고 상한치	비고 단위
pH	5.0	7.0	7.0	5.0	8.0	
RBO	Many	30–50	3–5	0	2	/HPF

① 소변의 pH가 5.0으로 산성화가 심각했었는데, 미네랄톡톡 섭취 후 7.0 중성으로 회복되었다. 소변의 pH가 5.0 이하로 내려간다는 것은 혈액의 pH 또한 5.0 이하로 내려갔다는 것을 의미

한다. 왜냐하면, 소변은 혈액 속의 물이 걸러진 용액이기 때문이다. 혈액의 pH가 5.0으로 내려가면 혈액 속에 각종 세균·바이러스가 서식하게 되고, 각종 암이 발생하기 시작한다.

② RBO는 소변을 통해 배출되는 소변 속의 적혈구를 고배율의 현미경으로 보면서 그 숫자를 세는 검사다. 2004년에는 숫자를 셀 수도 없을 정도로 많은 양의 적혈구가 소변을 통해 빠져나갔으나, 미네랄톡톡 섭취 후 30~50개 정도로 줄었고, 그로부터 48일 후에는 3~5개로 줄어 정상치(0~2)에 거의 근접하고 있다. 이는 신장과 몸속의 염증이 완전히 치유되었음을 의미하는데, 이렇게 30년 이상 계속되던 심한 혈뇨가 완전히 정상으로 회복하는 것은 극히 희귀한 경우라고 한다.

▶ 필자의 혈액과 소변검사결과를 종합하면, 산성화로 인해 혈액이 탁하고 각종 질병이 만연했었으나, 미네랄톡톡을 섭취한 후 혈액과 소변이 다시 맑아지고 면역력이 향상되면서 각종 질병에서 벗어났음을 의미한다.

참고서적

- 심천 박남희, 『심천사혈요법 1,2,3』, 심천출판사, 2005.
- 콜럼 코츠, 유상구 역, 『살아있는 에너지』, 도서출판 양문, 1998.
- 오광길, 『물리학의 혁명』, 씨와알, 2008.
- 에모토 마사루, 양억관 역, 『물은 답을 알고 있다』, 나무심는사람, 2002.
- 이시카와 다쿠지, 이영미 역, 『기적의 사과』, 김영사, 2009.
- 김인자, 『참』, 도서출판 다생소활, 2008.
- 강대봉, 『氣』, 도서출판 언립, 1989.
- 김세연, 『새로 발견된 의학의 이론과 실습』, 2005.
- 최인호, 『B순환』, 천지인, 2010.
- 최인호, 『나는 누구인가』, 도서출판 지식공감, 2016.
- 최인호, 『중심의 비밀』, 도서출판 지식공감, 2019.
- 최인호, 『세포의 중심』, 도서출판 지식공감, 2021.

세포 소용돌이

초판 1쇄 2022년 1월 3일

지은이 최인호
발행인 김재홍
디자인 현유주 김혜린
마케팅 이연실

발행처 도서출판지식공감
등록번호 제2019-000164호
주소 서울특별시 영등포구 경인로82길 3-4 센터플러스 1117호(문래동1가)
전화 02-3141-2700
팩스 02-322-3089
홈페이지 www.bookdaum.com
이메일 bookon@daum.net

가격 11,500원
ISBN 979-11-5622-669-7 03510

ⓒ 최인호 2022, Printed in South Korea.

- 이 책은 저작권법에 따라 보호받는 저작물이므로 무단전재와 무단복제를 금지하며, 이 책 내용의 전부 또는 일부를 이용하려면 반드시 저작권자와 도서출판지식공감의 서면 동의를 받아야 합니다.
- 파본이나 잘못된 책은 구입처에서 교환해 드립니다.